메디컬 스트레칭

근골격계 질환의 운동요법

메디컬 스트레칭

근골격계 질환의 운동요법

박 근 영 옮김

Shigero NIWA, Fujimaru TAKAYANAGI,
Hirofumi MIYAGAWA, Takahiro YAMAMOTO

신흥메드싸이언스

메디컬 스트레칭

-근골격계 질환의 운동요법-

2009년 6월 발행

지 은 이 : Shigero NIWA, Fujimaru TAKAYANAGI,
Hirofumi MIYAGAWA, Takahiro YAMAMOTO
옮 긴 이 : 박 근 영
발 행 인 : 홍 성 혁
발 행 처 : **신흥메드싸이언스**
편 집 : 박 혜 림
디 자 인 : 조 유 영
주 소 : 서울시 영등포구 양평동3가 15-1번지
월드메르디앙 비즈센터 501호
등록번호 : 제318-2007-000077호
전 화 : 02) 2165-8670~4
팩 스 : 02) 2165-8675
홈페이지 : www.shmed.co.kr

I S B N : 978-89-90933-89-8 93510
정 가 : 30,000원

발간에 부쳐

경애하는 Aichi(愛知) 의과대학 명예교수 Niwa Shigero(丹羽滋郎) 선생이 독특한 제목의 출판물을 출간하였다. 스트레칭이란 말은 서양에서는 예로부터 또한 스포츠의 영역에서 널리 이용되고 있지만, 이 책의 제목인 「메디컬 스트레칭」은 정형외과의에게도 귀에 익지 않은 말이다. 본서의 처음에 이 책을 집필하는 계기로서 'Ueke(植家)로부터 Nagamatsu Eiichi(長松英一) 선생의 『관절운동으로 본 근학』을 소개 받은 것' 이라고 쓰여 있으므로 그 경위 등을 설명하고자 한다.

Niwa(丹羽) 선생은 1959년 Nagoya(名古屋) 시립대학 의학부 정형외과학 교실〔Ueda Fumio(上田文男) 교수〕에 입국하고 나서 오늘날까지 공 · 사적으로 친하게 지내고 있다. 선생은 Aichi 의과대학에 재직 중인 25년간 인공관절의 개발 등 관절질환의 기초적 · 임상적 연구를 중심으로 수많은 실적을 올렸다. 퇴직 후 2002년 Aichi 의과대학 운동요육센터(참여)로 돌아와서는 중 · 고령자의 건강관리에 종사하여 정형외과에 있어서의 운동요법에 대해 임상 현장에서 직접 지도를 실시해 왔다고 들었다.

1949년 Nagoya 대학 의학부에 입학한 저자는 Nagamatsu Eiichi 선생으로부터 해부학 강의를 받았는데 골 · 관절과 더불어 근(muscle)의 기능에 대한 강의에서 학생과 대화하는 것처럼 더듬거리며 이야기하는 모습이 인상적이었다. 내가 정형외과를 선택하여 소아 정형외과의로서 선천성 고관절 탈구의 병태나 치료, 특히 RB법 등을 연구하는 과정에서 장요근, 내전근의 기능의 중요성을 깨달아 Nagamatsu 선생의 저서가 훌륭하다는 것을 느꼈다. Niwa 선생으로부터 중 · 고령자의 관절질환에서의 다양한 근의 기능 병태에 관하여 듣고 있을 때 Nagamatsu 선생의 저서를 소개했다.

스트레칭은 「관절의 구축 개선과 예방을 위해서 근 · 인대나 연부조직을 천천히 완전하게 늘리는 기법」이라고 되어 있다. Niwa 선생, Nagamatsu 선생의 「고령자의 관절가동역 저하는 관절 그 자체보다 근의 유연성 저하, 특히 다관절근의 구축이 크게 관여한다」라는 이념을 답습하여 본서에서는 각 부위의 해부학적 특징을 단관절근, 다관절근으로 나누어 명시하고 있다. 또한 대부분의 내과계 · 골관절질환의 환자나 스포츠 선수에 대한 경험으로부터 「근의 기시 · 종지를 충분히 느슨하게 한 형태로 근의 스트레칭을 실시함에 따라 쉽게 근의 이완과 가동역의 개선을 얻을 수 있다」고 하여 새로운 기법이 개발되었는데 이것을 「메디컬 스트레칭」이라고 이름 지었다.

기초편에는 각 관절과 근의 기능을 스트레칭으로부터 해설하고, 임상편에서는 실제 현장에서의 기법을 중심으로 독자가 쉽게 이해하고 이용하도록 스트레칭이나 체조의 그림을 실었다.

관절의 구축과 그 대책에 관한 새로운 이념에 근거한 본서는 앞으로 운동기 질환의 진료 · 연구에 종사하는 젊은 의사, 이학요법사, 작업요법사나 건강관리 · 스포츠 지도에 종사하는 분들에게 반드시 도움이 될 것이라고 믿어 의심치 않는다.

일본 중부 rehabilitation 전문학교 명예교장
Ueke Takeshi(植家 毅)

저자 서문

정형외과학은 주로 운동기관장애, 특히 그 기능장애의 병태와 생리를 밝혀 그 기능을 회복시키는 것을 목적으로 하고 있다. 그 주요 기관은 척추 및 사지 관절로, 이러한 장애를 치료하기 위해서는 이것을 구성하고 있는 골, 관절, 인대 및 근육의 기능에 대해 충분히 이해를 하고 있어야 한다. 근래의 정형외과학은 방사선 기기의 발전에 따라 X선상에 의한 골 및 관절의 진단이 명확하게 되어 현저한 정형외과학의 발전을 보여주고 있다. 최근에는 CT, MRI, 골 신티그램(bone scintigraphy), 또한 생체 3차원 동태 해석 등의 진단 기술의 발전에 따라 그 화상은 진단과 치료법, 나아가서는 치료 성적의 판정 시에도 유용한 수단이 되고 있다.

이와 같은 흐름은 최근 50년간 정형외과 진료 내용에 착실하게 큰 영향을 미쳐 왔다. 그렇지만 이러한 화상은 골, 관절, 인대가 주체가 되고 근육에 관해서는 충분하게 검색되지 않았다고 생각된다. 근전도 기계의 보급에 따라 근육의 중요성이 정형외과에 도입되었지만 오늘날의 정형외과학은 외과적 치료법의 진보로부터 골, 관절, 인대를 주체로 한 진단 및 치료 평가가 일반적으로 된 것도 사실이다.

Ueke Takeshi(植家 毅) 선배의 소개로 필자는 1936년에 출판된 Nagamatsu Eiichi(長松英一) 선생의 『관절운동으로 본 근육학』(金原書店)을 보게 되었는데 운동기관의 구성체는 골, 관절, 인대뿐만 아니라 관절운동(척추를 포함)에 있어서 근육의 관여가 매우 크다는 것을 인식하였다. 그래서 다시 정형외과에서 취급하는 척추와 관절 질환에 대해서 근육학 관점에서 재검토하여 현재 필자가 종사하고 있는 운동기관의 건강 증진에 있어서 근육의 관여에 관해서도 관심을 가질 필요가 있다는 것을 재인식하였다. 특히 중고년층 관절의 가동역 저하가 관절보다 오히려 근육의 유연성 저하에 있다고 설명하고 있는 Nagamatsu 선생의 의견에서 시사점을 얻어 슬관절 구축의 교정(개선)을 실시하는 과정에서 종래부터 시행되고 있는 근육 스트레칭에 관하여, 또 근육의 구축에 대해서 재검토할 수 있는 기회를 얻어 관절가동역의 저하에는 이 · 다관절근의 구축이 크게 관여한다는 것을 알았다.

이 근육의 구축 교정에 대한 스트레칭 기법에 있어서, 이들 근육의 기시 또는 종지를 이완시킨 상태로 스트레칭을 실시함으로써 용이하게 구축이 개선된다는 것을 발견하였다. 이것을 「메디컬 스트레칭」이라 이름 지어 각종 운동기관 질환에 응용하여 임상에서 흥미로운 사실을 알 수 있는 기회를 얻고 있으므로 필자의 경험을 통하여 이 지견을 설명한다. 하지만 아직 충분히 해명되지 않은 부분이나 잘못된 판단도 있을지도 모르니 지적해 주시면 좋겠다.

본 집필 시에 Takayanagi Fuzimaru(高柳富士丸), Miyagawa Hirofumi(宮川博文), Yamamoto Takahiro(山本隆博) 씨의 적극적인 도움에 깊이 감사드린다.

Niwa Shigero(丹羽滋郎)

역자 서문

바쁘게 살아가는 현대인들에게 있어서 육체적 및 정신적 건강 유지는 초미의 관심사이고, 이를 위해 운동은 필수불가결한 것으로 알고는 있지만 공간적 문제 그리고 시간적 여유 등의 이유로 실행으로 옮기기가 쉽지 않다. 그러나 이 저서에서 소개하는 스트레칭은 짧은 시간에 장소에 구애받지 않고 특별한 도구 없이 손쉽게 할 수 있는 운동이다. 또한 각자 자신의 능력에 맞게 할 수 있어 남녀노소 구분 없이 누구나 할 수 있는 장점도 있다.

스트레칭 자체만으로도 훌륭한 운동이 되나 본 운동을 하기 전후에 스트레칭을 하여 신체의 유연성을 유지시켜줌으로써 예기치 않는 부상이나 사고를 예방할 수 있도록 해준다. 특히 운동이 부족한 사람들에게서 흔히 볼 수 있는 관절구축이 근육의 단축에 의해 2차적으로 오는 경우가 많으며 이에 의해 발생되는 여러 근골격계 질환의 예방을 위해서는 스트레칭이 필수적이라 할 수 있겠다.

스트레칭은 방법이 쉬워 많은 사람들이 하고 있지만 각 해당부위의 생역학을 이해하고 올바른 방법으로 하고 있는지 의심스러운 경우가 종종 있으며 실제 임상이나 건강교실 등에서 확인해보면 그렇지 않은 경우를 자주 접하게 된다. 통증이 오기 전까지 서서히 신전한 후 반동을 주지 않고 일정 시간동안 지속적으로 그 자세를 유지하는 등의 스트레칭 원칙을 주지하고 시행하는 것이 바람직하며, 올바르지 않은 방법으로 했을 경우 오히려 해가 될 수도 있기 때문에 정확한 기법을 이해하고 하는 것이 중요할 것으로 생각된다.

스트레칭 방법에는 몇 가지 방법이 있으나 시행하는 사람의 상황이나 수술 후 등의 상태에 따라 하기 어려운 경우가 있다. 이번에 Niwa 교수 등이 집필한 본 저서는 근육학적 측면에서 관절질환의 운동요법에 대해 기술하며 자신들의 오랜 임상 경험을 바탕으로 근육학 측면에서의 역학적 근거를 가지고 이론적으로 접근하여 새로운 스트레칭 방법을 소개하고 있는 점에서 그 의의가 있는 것으로 보이며, 현재까지 스트레칭을 하기에 어려웠던 상황에 기존의 방법을 대체하여 적용할 수 있는 기법을 알게 되어 근골격계 질환 운동요법에 관심이 많은 역자 개인적으로 반갑게 생각한다.

Niwa 교수의 메디컬 스트레칭은 근골격계 질환에 관심을 가지고 있는 많은 전문의, 전공의 및 의대생들과 치료사들 그리고 건강보건 업무에 종사하는 모든 분들에게 도움이 될 것으로 생각한다. 번역에 대한 아쉬움은 남지만 근골격계 질환과 운동에 관심 있는 분들에게 도움이 되었으면 한다.

마지막으로 그 동안 격려를 아끼지 않으신 박주현 교수님과 임선 교수님 그리고 교실 모든 선후배 교수님들께 감사드리며 이 책을 번역하는 데 도움을 준 (주)신흥메드싸이언스 출판사 관계자 여러분에게 감사를 드린다.

2009년 6월

가톨릭대학교 성가병원 재활의학과

박 근 영

차 례

I. 기초편

II. 임상편

I. 기초편

1. 단일관절근, 이 · 다관절근

단일관절근, 이 · 다관절근

1) 특징과 기능

우리의 신체를 지탱하고 움직이는 근육은 그 목적에 따라 매우 기능적으로 작용하고 있다. 근육에는 충분히 그 기능을 다하기 위해 단일관절근(單一關節筋), 이 · 다관절근(二 · 多關節筋)이 있으며, 신체 주요부위(견갑대 · 견관절, 주관절, 수부, 수지부, 요부 · 고관절, 슬관절, 족부, 족지부)의 각 관절에 이 두 가지 근육이 공존하고 있다. 단일관절근은 하나의 관절을 사이에 두고 기시 및 종지하는 근육으로, 예를 들어 상완근은 주관절을 사이에 두고 상완골과 척골(ulna)에 부착하고 있는 단일관절근이다. 이 · 다관절근은 둘 이상의 관절을 사이에 두고 기시 및 종지하는 근육으로, 예를 들어상완이두근(biceps brachii muscle)은 견관절(shoulder joint)과 주관절(elbow joint)을 사이에 두고 견갑골의 관절상결절(superior glenoid tubercle), 오훼돌기(coracoid process)와 요골조면(radial tuberosity)에 붙어 있는 이관절근이다. 또한 대부분의 지굴근 · 신근군은 상완 및 전완부에 기시하고, 지골(phalanx)에 종시하는 다관절근이다.

단일관절근은 굴근 · 신근 모두 그 관절을 완전히 굴곡 · 신전할 수 있는 길이와 신전성(伸展性)을 가지고 있다. 굴근은 관절의 완전한 굴곡에 대해 단축할 수 있는 근력이 있고, 관절의 완전한 신전도 방해하지 않는 충분한 신전성을 갖추고 있다. 또한 신근도 같은 길이, 성질을 갖추고 있다.

이 · 다관절근은 그 근육의 기시 및 종지부 사이에 있는 모든 관절에 모든 운동을 동시에 충분히 실시할 수 있을 만큼의 충분한 근력과 신전성을 갖추고 있지 않다. 그러나 하나의 관절을 신전시킴과 동시에 인접 관절도 신전하여 서로 인과관계를 가지면서, 복잡한 움직임을 신속하게 하고 큰 힘을 발휘하는 작용을 한다(그림 I-1).

Nagamatsu(長松)의 의견을 여기에 소개한다.

「두 종류의 근육이 하나의 관절에 공존하는 이유는 힘의 경제와 운동에 정확성을 부

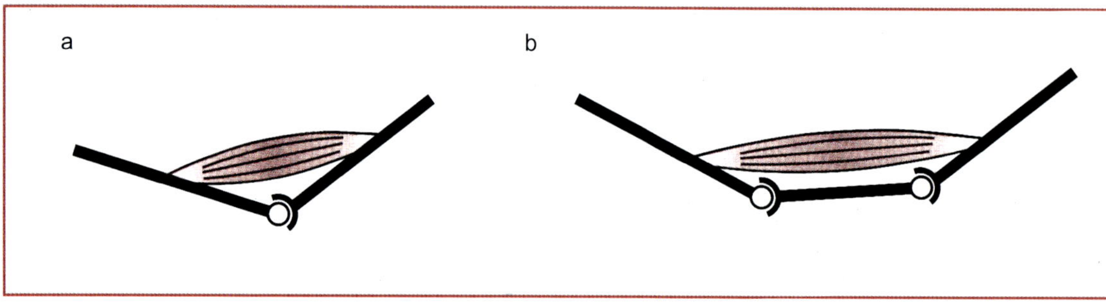

그림 I–1 **단일관절근과 이 · 다관절근**[1)]

a. 단일관절근은 하나의 관절을 고정 또는 안정화시키는 기능을 가진다.

b. 이 · 다관절근은 하나의 관절을 신전(굴곡)시킴과 동시에 인접 관절도 신전(굴곡)하여 서로 인과관계를 가진다. 노화에 의한 관절의 가동 제한은, 개개의 관절이 딱딱해지기 때문이 아니라 다관절에 걸친 종합 운동 시에 근의 길이와 신전을 잃기 때문이다.[1)]

여하기 위해서이다. 단일관절운동은 많은 근육의 협력이 있어야 비로소 이루어질 수 있는 것으로 오히려 복잡한 운동이다. 예를 들어, 전완을 상완에 대해 단지 굴곡하는 운동만을 하게 하면 주관절 이외의 주위 관절에는 운동이 일어나지 않는 것과 같이 다른 많은 근육의 협력이 필요하다. 하나의 근육으로 주관절만을 굴곡하는 근육은 또한 반드시 떨어져 있는 견관절 또는 완관절도 움직이게 한다. 실로 뜻밖의 많은 근육의 협력을 얻어야 비로소 움직일 수 있는 것이다. 또한 다관절근의 양에 관하여 살펴보면 각 근육의 양은 같지 않아서 사지의 근위부에 많고 원위부로 갈수록 그 양은 적다. 실제 활동 측면에서 보면 사지는 원위부로 갈수록 가볍고 움직이기 쉽게 구성되어 있어 일상 활동에 맞게 만들어져 있다. 만약 관절이 단일관절근뿐이라면 손가락이나 발가락의 굴근 · 신근은 손이나 발 자체에 위치하게 되어 오늘날 볼 수 있는 것처럼 사지 말단으로 갈수록 가늘어지는 형태가 아니라 다량의 근육을 가진 사지의 말단은 굵고 무거우며, 상지 · 하지의 기계적 작업 능력이 커진다. 즉, 사지 말단을 최대한 가볍게 하기 위해 근육을 가능한 한 체간에 가깝게 두게 되는데, 손가락의 주요 굴근 · 신근은 그 근형질 부분은 멀리 전완부에 있고, 말단에는 단지 건(tendon)만이 다관절에 걸쳐 있다. 그리고 걸을 때나 달릴 때 고관절, 슬관절, 족관절에는 동시에 신전 작용을 일으키게 할 필요가 있는데 그 때 작용하는 신근은 대부분 이관절근이다. 대퇴직근(rectus femoris muscle)과 비복근(gastrocnemius muscle)이 그 특징을 나타내고 있다. 대퇴직근은 무릎을 신전하는 근육인데, 이 근육은 수축하여 슬관절을 신전시키지만 동시에 고관절 신전 시에 그 기시부인 장골전하극의 상방 전위로 인하여 이 근육이 신전되는 형태가 되어 무릎에 작용하는 신전력을 증대시키게 되며, 또한 비복근도 이관절근이기 때문에 그 수축력이 증대하게 된다. 즉, 사지 말단을 가볍게 하려고 하다보니 근력이 균일하지 않게 된 것을 보충하기 위해서 체간에 있는 유력한 여러 근육의 힘을 사지 말단에 유도하는 기구인 것이다」.

또한 「보행, 주행, 도약 시에 고관절, 슬관절, 족관절은 동시에 신전 작용을 일으킬 필요가 있다. 이 때 이관절근인 대퇴직근은 무릎을 신전하지만, 고관절도 신전하여 그때 기시부인 장골전하극은 상방으로 위치가 바뀌기 때문에 이 대퇴직근의 수축 작용은 증강하게 되어 다른 고관절 신전근은 간접적으로 대퇴직근의 수축 작용을 증가시키게 된다. 이와 같이 이관절성 근육의 인과관계는 흥미롭다」라고 기술하고 있다.[1)]

또 다른 견해에서 보면 단일관절근, 이 · 다관절근은 인간의 관절을 움직이기 위해서 매우 뛰어난 협조 작용을 가지고 있다는 것을 알 수 있다. 예를 들면 고관절에 있어서 중요한 역할을 하고 있는 장요근에 관하여 살펴보면 이 근육은 단일관절근인 장골근(iliac muscle)과, 다관절근인 대 · 소요근으로 이루어져 있다. 단일관절근인 장골근은 고관절에서 하지를 골반에 안정시키고(stabilize), 이 고관절의 안정성이 있기 때문에 다관절근인 대 · 소요근은 인간의 하지 · 체간을 매우 동적으로 움직이는 역할을 할 수 있다. 이번 집필에 즈음하여 일반적으로 단일관절근은 관절을 안정시키고 다관절근은 동적으로 복잡하게 움직이는 경우가 많아 두 가지 모두에 의해 인간의 일상생활이 지극히 원활하게 움직이고 있다는 것을 알게 되었다.

다관절근의 기능을 재검토함에 따라 일상의 정형외과질환의 병태, 치료에 어떠한 단서를 얻을 수 있을 것이라고 생각하고 있다.

참고 **단일관절근, 이 · 다관절근**

Nagamatsu(長松)의 저서 『관절운동으로 본 근육학』에서는 단일관절성 근육(eingelenkiger Muskel), 이관절성 근육(zweigelenkiger Muskel), 다관절성 근육(mehrgelenkiger Muskel)이라고 기재되어 있는데, 필자는 이것을 단일관절근, 이 · 다관절근으로 인용하고 있다는 것을 부기한다.

2) 임상적 의의

이 · 다관절근에 관하여 흥미를 갖게 된 것은 Nagamatsu Eiichi(長松英一)의 『관절운동으로 본 근육학』을 읽고, 중 · 고령자 관절가동역의 감소는 관절의 변화보다 관절을 구성하고 있는 이 · 다관절근의 신전성에 있다는 의견에 강한 시사를 받았기 때문이다. 직접적으로는 저자들이 실시하고 있는 「중 · 고령자의 무릎통증 예방을 위한 슬관절 교실」에서 많이 보는 무릎 신전 제한 증례에 대해 이관절근인 대퇴부의 슬건(hamstring)과 하퇴의 비복근 스트레칭을 실시하고 있는 과정에서 무릎을 최대 굴곡위로 하여 이 이관절근을 동시에 기시, 또한 종지를 이완시키는 방법으로 스트레칭을 실시하여 슬관절의 만성적인 신전 제한을 개선할 수가 있었다는 것에서 시작되었다.[2)] 이 사실을 하나의 계기로 하여 사지 · 척추의 단일관절근, 이 · 다관절근에 관하여 그 기능과 골관절 질환과의 관련을 흥미롭게 관찰 · 고찰하는 과정에서 지금까지 저자들이 모르고 있던 수많은 현상을 알게 되어 그 내용에 대해 개인적인 생각을 덧붙여 서술한다.

2. 신체 각 부위에서 단일관절근, 이 · 다관절근의 해부학적 특징

신체 각 부위에서 단일관절근, 이 · 다관절근의 해부학적 특징

신체 각 부위(척추 · 관절)의 단일관절근, 이 · 다관절근에 관하여 관찰한다.

1) 체간

(1) 척주기립근(erector spinae muscle)

◎ 외측근(外側筋) 열

횡돌기간근(intertransverse muscles)**군**〈다관절근〉

장늑근(iliocostals muscle)

요부장늑근, 흉부장늑근, 경부장늑근, 신경지배 : 후지 C_4~L_3

최장근(longissimus muscle)

흉부최장근, 경부최장근, 두부최장근, 신경지배 : 후지 C_2~L_5

극횡돌근(spinotranversales muscles)**군**〈다관절근〉

경부판상근(splenius cervicis muscle), 두부판상근(splenius capitis muscle), 신경지배 : 후지 C_1~C_8

◎ 내측근(內側筋) 열

직근(rectus muscle)계

극간근(interspinal muscles)〈단일관절근〉

경부극간근, 흉부극간근, 요부극간근, 신경지배 : 후지 C_1~Th_3, Th_{11}~L_5

횡돌기간근(intertransverse muscles)〈단일관절근〉

경부후횡돌기간근, 요부내측 횡돌기간근, 신경지배 : 후지 C_1~C_6, L_1~L_4

극근(spinal muscle)〈다관절근〉

경부극근, 흉부극근, 신경지배 : 후지 C_2~Th_{10}

사근(oblique muscle)계

회선근(rotator muscles)

경부회선근, 흉부회선근, 요부회선근, 신경지배 : 후지 Th_1~Th_{11}

단회선근〈단일관절근〉, 장회선근〈이관절근〉

다열근(multifidus muscles)〈다관절근〉

요부다열근, 흉부다열근, 경부다열근, 신경지배 : 후지 C_3~S_4

반극근(semispinal muscles)〈다관절근〉

흉부반극근, 경부반극근, 두부반극근, 신경지배 : 후지 Th_1~Th_{11}, C_3~C_6, C_1~C_5

짧은 항근(short nuchae muscle)(신경지배 : 후지 C_1)

소후두직근(rectus capitis posterior minor muscle)〈단일관절근〉

대후두직근(rectus capitis posterior major muscle)〈이관절근〉

상두사근(obliquus capitis superior muscle)〈단일관절근〉

하두사근(obliquus capitis inferior muscle)〈단일관절근〉

2) 체벽

흉요근막(thoracolumbar fascia)

척주기립근을 모두 둘러싼다.

천엽(superficial lamina) = 후엽(posterior lamina) : 천골(sacrum)에서 척주기립근과 견고하게 결합, 천엽은 상행하여 광배근과 하후거근의 기시, 경부에서는 두판상근, 경판상근을 승모근과 능형근으로 부터 분리하여 항근막(nuchal fascia)으로 이행

심엽(deep layer) = 전엽(anterior lamina) : 요부에서는 요추의 늑골돌기(costal process)에서 시작하고, 척주기립근을 전외측 체벽근으로부터 분리하고 하행하여 장골릉(iliac crest)에 이르고, 심엽으로부터 내복사근, 복횡근이 기시, 상행하여 항근막은 외전방을 향해 경근막(cervical fascia) 전엽으로 이어진다.

전외측(체벽)근

발생학적으로 척수신경의 전지에 의해 지배되고 있다.

외측두직근(rectus capitis lateralis muscle)〈단일관절근〉, 신경지배 : C_1

경전횡돌기간근(anterior cervical intertransverse muscle)〈단일관절근〉, 신경지배 : C_2~C_6

요외측돌기간근(intertransversarii lateral lumborum muscle)〈단일관절근〉, 신경지배 : L_1~L_4

늑골거근(levatores costarum muscle)〈단일관절근〉, 신경지배 : 척수 신경의 후지

상후거근(serratus posterior superior muscle)〈다관절근〉, 신경지배 : Th_1~Th_4

하후거근(serratus posterior inferior muscle)〈다관절근〉, 신경지배 : Th_9~Th_{12}

(2) 추전근(prevertebral muscle)

전두직근(rectus capitis anterior muscle)〈단일관절근〉, 신경지배 : C_1

두장근(longus capitis muscle)〈다관절근〉, 신경지배 : C_1~C_4

경장근(longus colli muscle)〈다관절근〉, 신경지배 : C_2~C_8

(3) 사각근(scalene muscle)

전사각근(scalenus anterior muscle)〈다관절근〉, 신경지배 : C_5~C_7

중사각근(scalenus medius muscle)〈다관절근〉, 신경지배 : C_4~C_8

후사각근(scalenus posterior muscle)〈다관절근〉, 신경지배 : C_7~C_8

(4) 흉곽근(thorax muscle)

늑간근(intercostal muscle)

외늑간근(external intercostal muscle)〈단일관절근〉, 신경지배 : Th_1~Th_{11}

내늑간근(internal intercostal muscle)〈단일관절근〉, 신경지배 : Th_1 ~Th_{11}

늑하근(subcostal muscle)〈이관절근〉, 신경지배 : Th_4~Th_{11}

흉횡근(tansversus thoracis muscle)〈다관절근〉, 신경지배 : Th_2~Th_6

(5) 복근(abdominal muscle)

표재복근(superficial abdominal muscle)

외측군

외복사근(obliquus externus abdominis muscle)〈다관절근〉, 신경지배 : Th_5~Th_{12}

내복사근(obliquus internus abdominis muscle) 〈다관절근〉, 신경지배 : Th_{10}~Th_{12}, L_1
복횡근(transversus abdominis muscle) 〈다관절근〉, 신경지배 : Th_7~Th_{12}

내측군

복직근(rectus abdominis muscle) 〈다관절근〉 신경지배 : Th_5~Th_{12}
추체근(pyramidalis muscle) 〈다관절근〉, 신경지배 : Th_{12}~L_1

심복근(deep abdominal muscle)

요방형근(quadratus lumborum muscle) 〈다관절근〉, 신경지배 : Th_{12}, L_1~L_3
대요근(psoas major muscle) 〈다관절근〉, 신경지배 : L_1~L_3
장골근(iliac muscle) 〈단일관절근〉, 신경지배 : L_2~L_4

3) 상지

(1) 상지대(upper limb girdle)의 근육

상완골(humerus)에 종지하는 근육

배측근군

극상근(supraspinatus muscle) 〈단일관절근〉, 신경지배 : C_4~C_6
극하근(infraspinatus muscle) 〈단일관절근〉, 신경지배 : C_4~C_6
소원근(teres minor muscle) 〈단일관절근〉, 신경지배 : C_5~C_6
삼각근(deltoid muscle) 〈단일관절근〉, 신경지배 : C_4~C_6, C_4~C_5(쇄골부)
견갑하근(subscapular muscle) 〈단일관절근〉, 신경지배 : C_5~C_8
대원근(teres major muscle) 〈단일관절근〉, 신경지배 : C_6~C_7
광배근(latissimus dorsi muscle) 〈단일관절근〉, 신경지배 : C_6~C_8

복측근군

오훼완근(coracobrachialis muscle) 〈단일관절근〉, 신경지배 : C_6~C_7
대흉근(pectoralis major muscle) 〈단일관절근〉, 신경지배 : C_5~Th_1
소흉근(pectoralis minor muscle) 〈단일관절근〉, 신경지배 : C_6~C_8

이동해 와서 상지대에 종지하는 체간근육

배측근군

대능형근(rhomboid major muscle) 〈단일관절근〉, 신경지배 : C_4~C_5

소능형근(rhomboid minor muscle) 〈단일관절근〉, 신경지배 : C_4~C_5

견갑거근(levator scapulae muscle) 〈단일관절근〉, 신경지배 : C_4~C_5

전거근(serratus anterior muscle) 〈단일관절근〉, 신경지배 : C_5~C_7

복측근군

쇄골하근(subclavius muscle) 〈단일관절근〉, 신경지배 : C_5~C_6

견갑설골근(omohyoid muscle) 〈다관절근〉, 신경지배 : C_1~C_3

상지대(上肢帶)에 종지하는 두부 근육

승모근(trapezius muscle) 〈다관절근〉, 신경지배 : C_2~C_4

흉쇄유돌근(sternocleidomastoid muscle) 〈다관절근〉, 신경지배 : C_1~C_2

(2) 상완근(arm muscle)

복측근군

상완근(brachial muscle) 〈단일관절근〉, 신경지배 : C_5~C_6

상완이두근(biceps brachii muscle)(장두, 단두) 〈이관절근〉, 신경지배 : C_5~C_6

배측근군

상완삼두근(triceps brachii muscle)

- 장두(long head) 〈이관절근〉, 신경지배 : C_6~C_8
- 내측두(medial head) 〈단일관절근〉, 신경지배 : C_6~C_8
- 외측두(lateral head) 〈단일관절근〉, 신경지배 : C_6~C_8
- 주근(anconeus muscle) 〈단일관절근〉 신경지배 : C_7~C_8

(3) 전완근(forearm muscle)

복측근군

천층

원회내근(pronator teres muscle) 〈단일관절근〉, 신경지배 : C_6~C_7

천지굴근(flexor digitorum superficialis muscle) 〈다관절근〉, 신경지배 : C_7~Th_1

요측수근굴근(flexor carpi radialis muscle) 〈다관절근〉, 신경지배 : C_6~C_7

장장근(palmaris longus muscle) 〈다관절근〉, 신경지배 : C_7~Th_1

척측수근굴근(flexor carpi ulnaris muscle) 〈이관절근〉, 신경지배 : C_7~C_8

심층

방형회내근(pronator quadratas muscle) 〈단일관절근〉, 신경지배 : C_8~Th_1

심지굴근(flexor digitorum profundus muscle) 〈다관절근〉, 신경지배 : C_7~Th_1

장무지굴근(flexor pollicis longus muscle) 〈다관절근〉, 신경지배 : C_7~C_8

전완요측근

단요측수근신근(extensor carpi radialis brevis muscle) 〈다관절근〉, 신경지배 : C_7

장요측수근신근(extensor carpi radialis longus muscle) 〈다관절근〉, 신경지배 : C_6~C_7

완요골근(brachioradialis muscle) 〈단일관절근〉, 신경지배 : C_5~C_6

배측근

천층

총지신근(extensor digitorum muscle) 〈다관절근〉, 신경지배 : C_6~C_8

소지신근(extensor digiti minimi muscle) 〈다관절근〉, 신경지배 : C_6~C_8

척측수근신근(extensor carpi ulnaris muscle) 〈다관절근〉, 신경지배 : C_7~C_8

심층

회외근(supinator muscle) 〈단일관절근〉, 신경지배 : C_5~C_6

장무지외전근(abductor pollicis longus muscle) 〈이관절근〉, 신경지배 : C_7~C_8

단무지신근(extensor pollicis brevis muscle) 〈다관절근〉, 신경지배 : C_7~Th_1

장무지신근(extensor pollicis longus muscle) 〈다관절근〉, 신경지배 : C_7~C_8

시지신근(extensor indicis muscle) 〈다관절근〉, 신경지배 : C_6~C_8

(4) 손의 짧은 근육

중수근(intermediate muscle)

장측골간근(palmar interosseus muscle) 〈단일관절근〉, 신경지배 : C_8~Th_1

배측골간근(dorsal interosseous muscle) 〈단일관절근〉, 신경지배 : C_8~Th_1

충양근(lumbricalis muscle) 〈다관절근〉, 신경지배 : C_8~Th_1

무지구근(thenar muscle)

단무지외전근(abductor pollicis brevis muscle) 〈이관절근〉, 신경지배 : C_8~Th_1

단무지굴근(flexor pollicis brevis muscle) 〈단일관절근〉, 신경지배 : C_8~Th_1

무지내전근(adductor pollicis muscle) 〈이관절근〉, 신경지배 : C_8~Th_1

무지대립근(opponens pollicis muscle)〈단일관절근〉, 신경지배 : C_6~C_7

수장건막(palmar aponeurosis)

수장건막(palmar aponeurosis)〈다관절근〉, 신경지배 : C_8~Th_1

소지구근(hypothenar muscle)

소지외전근(abductor digiti minimi muscle)〈이관절근〉, 신경지배 : C_8~Th_1

단지굴근(flexor digitorum brevis muscle)〈이관절근〉, 신경지배 : C_8~Th_1

소지대립근(opponens digiti minimi muscle)〈단일관절근〉, 신경지배 : C_8~Th_1

4) 하지

(1) 하지대(lower limb girdle)의 근육

하지대의 배측근

전방근군

장요근(iliopsoas muscle)

- 대요근(psoas major muscle)〈다관절근〉, 신경지배 : L_1~L_3
- 소요근(psoas minor muscle)〈다관절근〉, 신경지배 : L_1~L_3
- 장골근(iliac muscle)〈단일관절근〉, 신경지배 : L_2~L_4

후방근군

이상근(piriform muscle)〈단일관절근〉, 신경지배 : L_5~S_2

소둔근(gluteus minimus muscle)〈단일관절근〉, 신경지배 : L_4~S_1

중둔근(gluteus medius muscle)〈단일관절근〉, 신경지배 : L_4~L_5

대퇴근막장근(tensor fasciae latae muscle)〈이관절근〉, 신경지배 : L_4~L_5

대둔근(gluteus maximus muscle)〈단일관절근〉, 신경지배 : L_5~S_2

하지대의 복측 근과 대퇴 내전근군

내폐쇄근(obturator internus muscle)〈단일관절근〉, 신경지배 : L_5~S_2

쌍자근(gemellus muscle)〈단일관절근〉, 신경지배 : L_5~S_2

대퇴방형근(quadratus femoris muscle)〈단일관절근〉, 신경지배 : L_5~S_2

외폐쇄근(obturator externus muscle)〈단일관절근〉, 신경지배 : L_1~L_4

(2) 대퇴근(femoral muscle)

치골근(pectineus muscle)〈단일관절근〉, 신경지배 : L_2~L_4

박근(gracilis muscle)〈이관절근〉, 신경지배 : L_2~L_4

단내전근(adductor brevis uscle)〈단일관절근〉, 신경지배 : L_2~L_4

장내전근(adductor longus muscle)〈단일관절근〉, 신경지배 : L_2~L_4

대내전근(adductor magnus muscle)〈단일관절근〉, 신경지배 : L_3~L_4

소내전근(adductor minimus muscle)〈단일관절근〉, 신경지배 : L_3~L_4

◎ 대퇴의 전방근군

대퇴직근(rectus femoris muscle)〈이관절근〉, 신경지배 : L_2~L_4

중간광근(vastus intermedius muscle)〈단일관절근〉, 신경지배 : L_2~L_4

내측광근(vastus medialis muscle)〈단일관절근〉, 신경지배 : L_2~L_4

외측광근(vastus lateralis muscle)〈단일관절근〉, 신경지배 : L_2~L_4

봉공근(sartorius muscle)〈이관절근〉, 신경지배 : L_1~L_3

◎ 대퇴의 후방근군

대퇴이두근장두(long head of biceps femoris muscle)〈이관절근〉, 신경지배 : S_1~S_2

대퇴이두근단두(short head of biceps femoris muscle)〈단일관절근〉, 신경지배 : S_1~S_2

반건양근(semitendinous muscle)〈이관절근〉, 신경지배 : L_5~S_2

반막상근(semimembranous muscle)〈이관절근〉, 신경지배 : L_5~S_2

(3) 하퇴

◎ 하퇴의 전방근군

신근군

전경골근(tibialis anterior muscle)〈다관절근〉, 신경지배 : L_4~L_5

장지신근(extensor digitorum longus muscle)(발)〈다관절근〉, 신경지배 : L_5~S_1

장무지신근(extensor hallucis longus muscle)(발)〈다관절근〉, 신경지배 : L_4~S_1

장비골근(peroneus longus muscle)〈다관절근〉, 신경지배 : L_5~S_1

단비골근(peroneus brevis muscle)〈이관절근〉, 신경지배 : L_5~S_1

◎ 하퇴의 후방근군

표재층

가자미근(soleus muscle) 〈단일관절근〉, 신경지배 : S_1~S_2

비복근(gastrocnemial muscle) 〈이관절근〉, 신경지배 : S_1~S_2

족저근(plantar muscle) 〈다관절근〉, 신경지배 : S_1~S_2

심층

후경골근(posterior tibial muscle) 〈다관절근〉, 신경지배 : L_4~L_5

장무지굴근(flexor hallucis longus muscle)(발) 〈다관절근〉, 신경지배 : S_1~S_2

장지굴근(flexor digitorum longus muscle)(발) 〈다관절근〉, 신경지배 : S_1~S_3

슬와근(popliteal muscle) 〈단일관절근〉, 신경지배 : L_4~S_1

(4) 발

족배근

장지신근(extensor digitorum longus muscle)(발) 〈다관절근〉, 신경지배 : L_5~S_1

장무지신근(extensor hallucis longus muscle)(발) 〈다관절근〉, 신경지배 : L_4~S_1

단지신근(extensor digitorum brevis muscle) 〈다관절근〉, 신경지배 : S_1~S_2

단무지신근(extensor hallucis brevis muscle) 〈다관절근〉, 신경지배 : S_1~S_2

족저근(plantar muscle)

무지외전근(abductor hallucis muscle) 〈다관절근〉, 신경지배 : L_5~S_1

단무지굴근(flexor hallucis brevis muscle) 〈이관절근〉, 신경지배 : S_1~S_2

무지내전근(adductor hallucis muscle)

- 사두(oblique head) 〈이관절근〉, 신경지배 : S_1~S_2
- 횡두(transverse head) 〈단일관절근〉, 신경지배 : S_1~S_2

소지대립근(opponens digiti minimi muscle) 〈단일관절근〉, 신경지배 : S_1~S_2

소지외전근(abductor digiti minimi muscle) 〈다관절근〉, 신경지배 : S_1~S_2

충양근(lumbricalis muscle) 〈단일관절근〉, 신경지배 : L_5~S_2

장지굴근(flexor digitorum longus muscle) 〈다관절근〉, 신경지배 : S_1~S_2

족저방형근(quadratus plantae muscle) 〈다관절근〉, 신경지배 : S_1~S_2

저측골간근(plantar interosseous muscle 〈단일관절근〉, 신경지배 : S_1~S_2

배측골간근(dorsales interosseous muscle) 〈단일관절근〉, 신경지배 : S_1~S_2

단소지굴근(flexor digiti minimi brevis muscle) 〈단일관절근〉, 신경지배 : S_1~S_2

단지굴근(flexor digitorum brevis muscle) 〈다관절근〉, 신경지배 : L_5~S_1

3. 스트레칭

스트레칭

1) 스트레칭에 관하여

일본에서는 일찍부터 Kobayashi(小林), Takeuchi(竹内) 등이 스트레칭 체조가 스포츠를 할 때 컨디션 조절(conditioning)에 유용하다고 소개하였다. 반동을 이용하지 않는 유연체조에 의해 근육의 유연성을 높이는 방법에 대해서는 1960대 초기에 오코넬(O' Conell EG), 로건(Logan GA), 드 브리스(de Vries HA) 등의 보고가 시초라고 일컬어지고 있다.[5)]

또한 Bob Anderson이 『STRETCHING』이라는 제목의 유연체조 도해서를 출판한 이래 세계적으로 그 기법이 보급되고 있다.[6)]

스트레칭은 ① 근육, 건, 인대의 유연성을 높이고 ② 관절의 가동역을 증가시키고 ③ 말초의 혈액순환을 좋게 하고 ④ 심신을 이완시키고 ⑤ 운동신경-근육의 기능을 순조롭게 하고 ⑥ 근육-지각신경의 기능을 순조롭게 하는 등의 효과가 있다고 밝혀져 있다.[7)]

스포츠에 있어서는 경기력 향상과 부상 예방을 위해, 재활 의료에서는 척수 반사를 이용한 근육의 신전성 · 유연성을 높임으로써 근육이 관여하는 관절의 가동역과 민첩성의 개선을 목적으로 행해지고 있다.[8)] 또한 중 · 고령자의 건강 증진, 일상생활습관 개선 시에 관절 가동역 개선과 근력 향상에는 스트레칭이 필수적인 방법이 되고 있다.[9)]

한편 일과성 스트레칭에 의해 대뇌피질의 기능이 각성상태를 유지하면서 그 흥분성이 억제된다. 이것은 스트레칭된 부위의 근 수용기로부터의 구심 자극 감소에 의한 것이며, 동시에 조사한 심장 자율신경계의 변화로부터 부교감신경계 지배가 우위가 되어 있는 것, 또 스트레칭된 근육으로의 혈류량 증가를 확인하는 등의 보고는 스트레칭의 전신에 대한 영향도 시사하는 바이다.[10)]

2) 스트레칭의 종류

스트레칭은 일반적으로 세 가지 방법이 알려져 있다.[11]

(1) 정적 스트레칭(static stretching)

스트레칭을 실시하는 근육에 가벼운 긴장감이 나타날 때까지 천천히 관절가동역을 증가시키고(easy stretching), 그 시점에서 근육의 긴장감이 누그러질 때까지 기다린 다음, 그 후 천천히 다시 가벼운 긴장감이 나타날 때까지 신전시키고(developmental stretching), 그 위치에서 10~30초간 유지한다. 이것은 근방추(muscle spindle)의 흥분을 억제하여 반사적으로 근육을 수축시키지 않도록 하는 것이 핵심이다.[6] 또한 스트레칭 시에 건은 섬유연골을 통해 뼈에 부착하고 있으며 섬유연골은 인장 응력(tensile stress)을 압축 응력으로 변환하여 완충 효과를 주고 있다.[12]

(2) PNF 스트레칭(proprioceptive neuromuscular facilitation stretching)

PNF(proprioceptive neuromuscular facilitation : 고유수용성 신경근 촉진법)는 1940년대 후반 Kavat가 급성 회백질척수염(acute poliomyelitis) 후유증 환자의 근수축을 높이기 위한 생리학적 이론을 구축하여 물리치료사인 Knott와 Voss가 함께 개발한 운동요법이다. PNF는 신체의 고유 수용기(① 위치 감각 : 신체 각 부위의 상호관계를 인식하는 감각, ② 운동 감각 : 운동의 방향과 속도를 인식하는 감각, ③ 힘의 감각 : 저항에 맞선 자세를 유지할 때 근력을 인식하는 감각)를 자극함에 따라 신경근 기구의 반응을 촉진하는 방법으로써 정의되고 있다.[13]

PNF 스트레칭은 이러한 이론을 응용한 스트레칭 기법이다. 근의 스트레칭 시 인대〔층판소체(Pacini corpuscle) : 가속도의 검출〕, 근방추(muscle spindle), 건방추(tendon spindle)를 미리 자극함으로써 근육의 역치를 저하시켜 스트레칭의 효과를 높이는 것을 목적으로 하고 있다. 스트레칭을 실시하기 전에 해당 근육을 수의적으로 최대한 수축시켜 두고(보통 5~10초간) 스트레칭을 실시한다.

수축 · 이완 스트레칭(contract-relax stretching)[11]

이것은 스트레칭을 실시하는 근육군을 미리 최대한 등척성으로 수축시켜 두고 직후에 정적 스트레칭을 실시하는 것이다. 주동작근과 길항근이 연속성으로 수축이 교대로 일어나는데, 이른바 상반(相反) 억제와 자한(自限) 억제가 일어나는 척수의 신경 기구를 응용하고 있다.

◎ 수축 · 이완 – 주동작근 수축 스트레칭(contract relax–agonist contract stretching)[11)]

이것은 수축 · 이완 기법에 스트레칭되고 있는 근육의 길항근을 파트너의 보조에 의해 수의적으로 수축시키는 기법을 더한 것이다. 예를 들면 슬관절 구축의 교정 시에 슬와부근육(hamstring)을 처음에는 최대노력으로 등척성 수축한 직후에 무릎 신전을 실시하는데, 이 때 파트너의 보조에 의해 대퇴사두근(슬와부근육의 길항근)을 수의적으로 수축시키는 기법이다. 대퇴사두근을 수의적으로 수축시키기 위해서 상위로부터의 지령으로 대퇴사두근의 수축을 증가시킴과 동시에 슬와부근육으로의 알파 운동 뉴런(alpha motor neuron)을 통해 슬와부근육의 수축을 한층 더 억제함으로써(상반 억제) 보다 효과적인 스트레칭을 기대할 수 있다.

(3) 발리스틱 스트레칭(vallistic stretching)[11)]

이것은 관절가동역이 매우 적고 근육이 경직되어 있을 때 동적 신장 반사 활동을 통해 알파 뉴런을 흥분시켜 근육을 수축시키고 리드미컬한 근육의 수축 · 이완을 반복함으로써 근육을 풀어 관절가동역의 개선을 도모하는 기법이다.

3) 메디컬 스트레칭

우리의 신체를 지탱하고 움직이는 근육은 앞에서 기술한 바와 같이 그 목적에 따라 매우 기능적으로 작용하고 있다. 단일관절근은 하나의 관절을 사이에 두고 부착되어 있으며 관절이 굴곡 · 신전하기 위한 충분한 근육의 길이와 신전성이 있어 관절을 안정시킨다.

이 · 다관절근은 둘 이상의 관절을 사이에 두고 뼈에 부착되어 있는 근육으로, 관절의 모든 운동을 동시에 작용하게 하지만, 관절이 완전하게 신전할 수 있는 길이와 신전성은 없다. 그러나 하나의 관절을 신전(굴곡)하면 동시에 인접한 관절도 신전(굴곡)하여 서로 인과관계를 가지면서 복잡한 움직임을 민첩하게 하고 큰 힘을 발휘하는 작용이 있다.

중 · 고령자는 젊은 층에 비해 관절의 가동역이 감소되어 있는데, 이것은 관절의 구축과 근육의 신전성 저하(특히 이 · 다관절근)에 의한 것으로 생각된다. 관절가동역의 저하는 이 · 다관절근의 신전성 저하에 의한 것이 대부분이다.[1)]

일반적인 질병에서도 이러한 상태일 것으로 생각되는데 근육이 어떠한 원인으로 그 신전성이 저하되어 있을 때 근육의 기시 · 종지부인 관절 주변에 강한 스트레스가 더해져 이것이 문제가 되어 운동장애로써 증상이 나타나는 경우가 많다. 때문에 이 · 다관절근을 충분히 이완시키는 것이 필요하다고 생각한다.

운동기관질환의 경우, 즉 어떠한 원인으로 근구축이 있는 경우 일반적인 스트레칭으로는 통증 때문에 스트레칭 자체가 불가능하여 기대하는 효과를 얻을 수 없을 것으로 생각된다. 실제 임상에서 정적 스트레칭은 어렵지만 PNF 스트레칭이 효과적인 경우를 자주 볼 수 있다. 이것은 이 · 다관절근에 대해서 생각하면 이해하기 쉽다.

저자들은 임상적 경험으로부터 이러한 이 · 다관절근을 충분히 신전시키기 위한 스트레칭 시에 근육의 기시 · 종지 중 어느 쪽인가를 이완시킨 형태에서 목적으로 하는 근육에 대한 스트레칭을 실시함으로써 매우 용이하게 근육의 이완을 얻을 수 있었고 관절가동역이 증가하는 것을 확인하였다. 이것을 '메디컬 스트레칭' 이라고 명명하였다.[9)]

이 현상은 이 · 다관절근과 관련되어 있는 신체의 각 관절, 견갑관절, 주관절, 완관절, 지관절, 요부, 고관절, 슬관절, 족관절, 족저부 등에서 관찰된다.

(1) 메디컬 스트레칭의 실제

메디컬 스트레칭의 방법과 메커니즘에 관하여 저자들이 최초로 경험한 슬관절의 신전 제한에 관한 모델로 설명한다.[2)]

변형성 슬관절증에서 무릎의 가동역(굴곡 · 신전)을 조사하면 대부분의 증례는 신전제한(굴곡 구축)을 보이고 있어 이것에 대한 스트레칭을 하고 있다. 그 방법(검사)으로써 피험자에게 다리를 뻗고 앉은 자세(long sitting position)를 취하게 하여 족관절을 충분히 배굴(dorsiflexion)시키고 비복근(gastrocnemius muscle), 슬와부근육(hamstring)을 신전하여 슬관절 신전 정도를 조사하는데, 보통 5~10° 의 슬관절 구축을 보인다. 또한 이 때 이 무릎 신전 제한에 대해서 Bob Anderson의 기립 자세(standing posture)에서의 스트레칭, 또 바닥 위의 슬관절 신전 자세(knee extension)에서 고관절 굴곡하여 슬와부근육의 스트레칭을 시도하지만 충분한 효과를 얻을 수 없다는 것을 깨닫게 된다. 일반적으로 이것은 근육 구축이 아니라 슬관절 구축에 의한 것이라고 이해되고 있다.

이와 같은 슬관절 구축 예(외래 진료에 있어서의 슬관절 구축 예, 무릎 교실에서의 무릎 증례 등)에서 종래의 방법(슬관절 신전 자세에서 족관절을 배굴하는 방법)과 새로운 방법(슬관절 최대 굴곡 자세에서 족관절을 배굴하는 방법)을 시도하여 비교해 보면 후자에 의한 방법이 슬관절 구축(정확하게는 신전 제한)의 교정에 훨씬 뛰어나다는 것을 경험하고 있다.

실제 자세에 관하여 설명한다. 피험자를 바닥에서 다리를 뻗고 앉은 자세를 취하게 하여 슬관절은 가능한 한 굴곡 자세를 취하고 또한 피험자의 손으로 족관절을 배굴시키도록 지시한다. 슬관절을 충분히 굴곡할 수 없는 경우(비만으로 체간을 충분히 구부리지

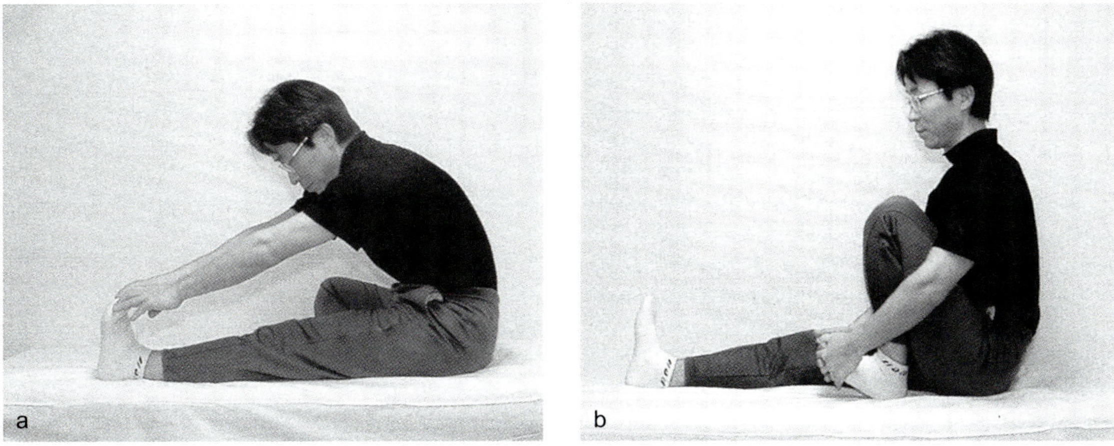

그림 I-2 슬관절 구축 예에 대한 두 가지 스트레칭 방법 예
a. Bob Anderson의 스트레칭(종래의 스트레칭) : 다리를 뻗고 앉은 자세에서 슬관절신전, 족관절 배굴상태에서 상체를 앞으로 구부리는 자세를 20~30초간×1~2회 유지한다.[6]
b. 메디컬 스트레칭 : 슬관절 최대굴곡상태(대퇴 전면을 가능한 한 가슴에 닿도록)로 하여 족관절을 최대 배굴시켜 20~30초간×1~2회 유지한다. 무릎의 굴곡이 충분하지 못한 경우에는 타월을 이용하여 족관절을 충분히 배굴시킨다. 20~30초간×1~2회 유지한다.[2]

못하는 경우)는 전족부에 적당한 길이의 천이나 타월을 걸쳐 족관절이 배굴되도록 당긴다. 이러한 자세를 20~30초간, 2~3회 실시하면 20° 정도의 신전 제한은 완화된다(그림 I-2).

이 메커니즘에 관하여 고찰해 보면 슬관절 구축(정확하게는 신전 제한)은 대퇴의 후면에 있는 슬와부근육, 하퇴 후면에 있는 비복근의 구축이 주체가 된다. 슬와부근육, 비복근은 모두 이관절근인 것에 주목한다. 이 교정 자세로 하면 두 근육 모두 이완한 상태에서 스트레칭되게 된다.

즉, 슬와부근육의 기시는 좌골결절(ischial tuberosity)에, 종지는 하퇴골에, 비복근의 기시는 대퇴골 하단 내 · 외측상과 후부에, 종지는 종골(alcaneus)에 있다. 슬와부근육은 주로 종지측이 이완된 상태에서, 비복근은 주로 기시측이 이완된 상태에서 각각의 근육에 스트레치가 가해지는데, 이 방법은 종래 실시되어 온 방법과 비교하여 이완된 근육에 대한 스트레칭의 효과는 그다지 기대할 수 없다고 이해되고 있다. 그러나 저자들의 경험에 의하면 이 구축근은 충분히 이완하는 것이 분명하게 관찰된다.

슬관절에 신전 제한이 있을 때는 이관절근인 비복근과 슬와부근육은 충분한 길이와 신전성을 갖고 있지 않고, 또한 노화에 의해 근육의 신장성이 저하되어 있기 때문에 다리를 뻗고 앉은 자세에서 고관절 굴곡상태로는 슬와부근육의 신전성에 한계가 있고, 또한 비복근에서 족관절 배굴에 의한 신전도 마찬가지로 한계가 있다. 슬관절을 최대로 굴곡한 상태에서는 족관절은 충분히 배굴이 가능하고 단일관절근인 가자미근도 포

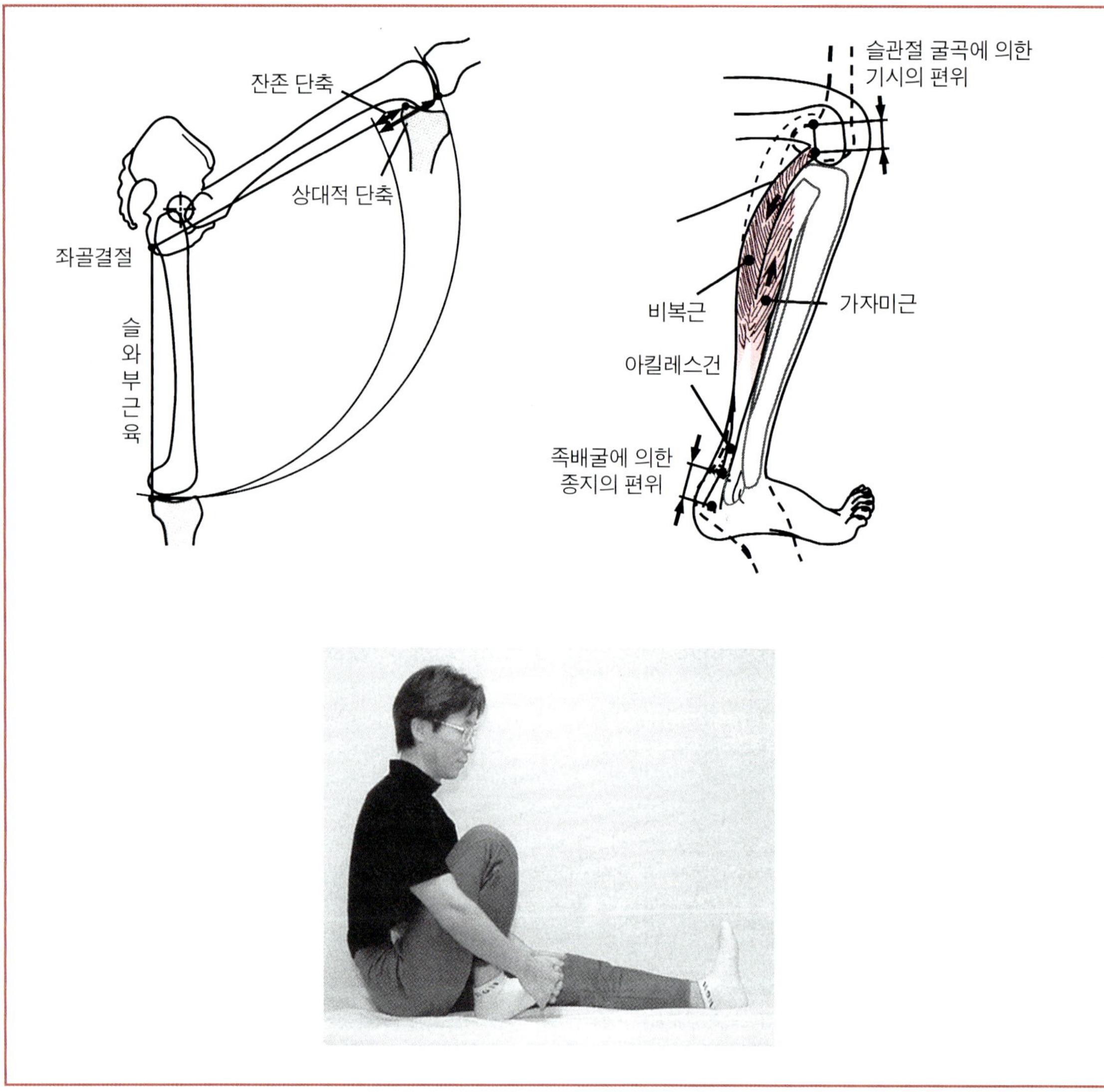

그림 I-3 고관절의 충분한 굴곡에 의해 슬와부근육(hamstring)은 충분히 신전하는데, 그것은 슬관절 굴곡상태에 의해 더 용이해진다. 또한 비복근(gastrocnemius muscle)은 슬관절 굴곡상태로 인해 족관절 배굴에 의한 신전이 용이해진다.[2)]

함하여 비복근 및 슬와부근육은 충분히 이완할 수 있으므로 이 근육의 구축 교정에 스트레칭이 효과적으로 작용하는 것으로 추측된다(그림 I-3).[2)]

(2) 메디컬 스트레칭에 있어서 근육의 형태 변화

스트레칭되는 골격근은 형태학적으로는 근 기시, 근체성분, 근건 이행부, 건, 건의 종지부로 육안적으로 구별되는데, 조직학적으로는 근육 전체는 근외막(epimysium)이라 불리는 결합조직초(connective tissue sheath)에 의해 둘러싸여 있으며 그 속에 많은 근섬유속(muscle fiber bundle)이라 불리는 근섬유의 다발로 이루어져 있다. 근섬유속은 근주막(perimysium)이라 불리는 결합 조직으로 덮여 있다. 근육을 구성하는 최소단위인 근섬유의 표면은 세포막인 근섬유초(sarcolemma)에 의해 둘러싸여 있으며 이 근섬유초는 외층이 기저막(근내막), 내층이 형질막으로 이루어져 있다. 이 형질막은 세포내에 함입하여 횡행소관계(transverse tubular system, 근섬유의 내부 환경 유지)를 형성하고 있다. 또한 근섬유의 끝이 건에 결합하는 부위에서는 근섬유의 첨단은 많은 지상 돌기(digitation)로 나누어져, 건의 교원섬유(collagen fiber)와 양손가락을 깍지낀 것 같이 얽혀 있다. 근육의 기시, 종지에는 건조직이 있고 건은 근육에는 근건 접합부를 통해, 뼈에는 골건 접합부를 통해 접속하고 있다. 건은 편의상 외부건(근육의 외부 부분)과 내부건(근육의 내부 부분)으로 구분되어, 외부건은 근건 접합부부터 골건 접합부까지에 이르고, 내부건은 시트 모양 구조(건막 : aponeurosis)로 되어 있어 근섬유가 종지하고 있다(그림 I-4).[14, 15]

스트레칭을 했을 경우 어느 부분이 어떻게 길게 늘어나는지는 분명하지 않지만 Fukunaga(福永)는 초음파를 이용하여 근건(musculotendinous)의 움직임을 대퇴사두근 · 외측광근에서 안정 시와 근육에 10% 부하를 걸었을 때의 변화를 관찰하고 있는데 슬관절의 굴곡에 따른 근주막과 건막의 경사, 길이의 변화가 다르다는 것을 밝히고 있다(그림 I-5).[16]

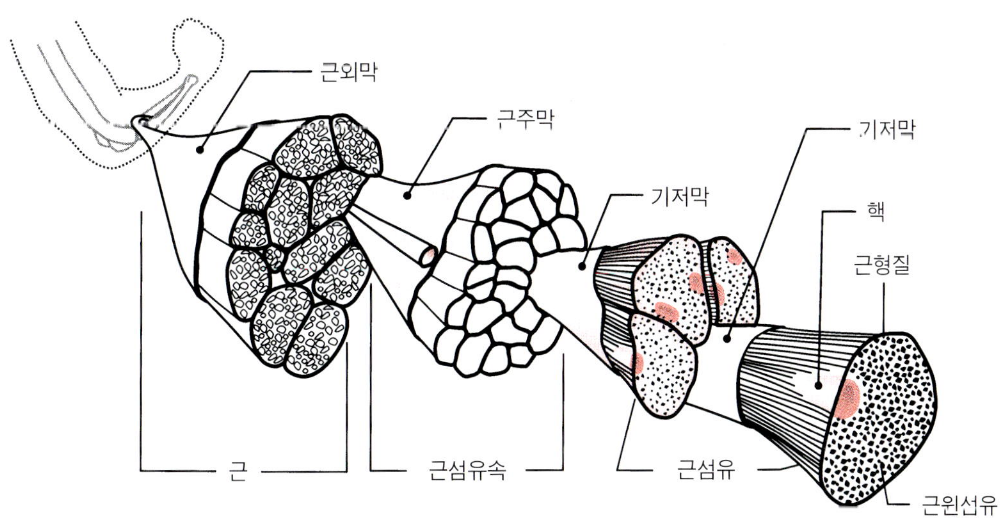

그림 I-4 골격근의 모식도[14)]

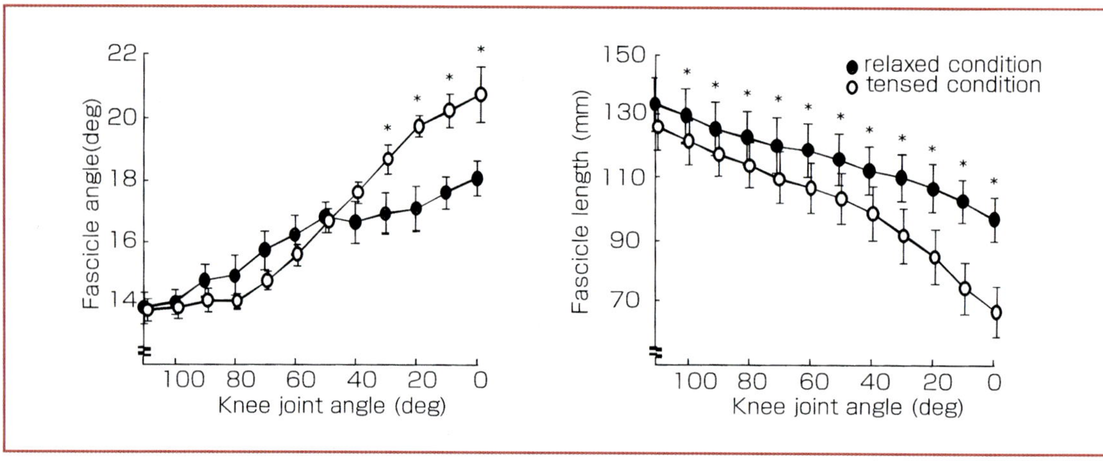

그림 I-5 슬관절 굴곡 각도의 변화에 따른 대퇴 외측광근 근속의 길이와 건막과의 각도 변화[16]
(●) 근이완상태, (○) 근긴장상태

(3) 메디컬 스트레칭 효과의 지속성

스트레칭을 했을 때 그 효과가 어느 정도 지속될지에 대해서는 그 효과를 무엇으로 판단할지 매우 어렵지만, 저자들은 족저근군에서 스트레칭(30초간×2회) 전후 발의 아치 형상에 대한 관찰을 하고 있다. 일상적인 생활활동상태(보행도 허가함)에서 그 형상은 약 1시간 정도 유지된다는 것을 확인하였다(그림 I-6).[17]

이것은 구축이 강한 근육, 장기간 구축이 계속되고 있는 것과 같은 증례에서는 계속

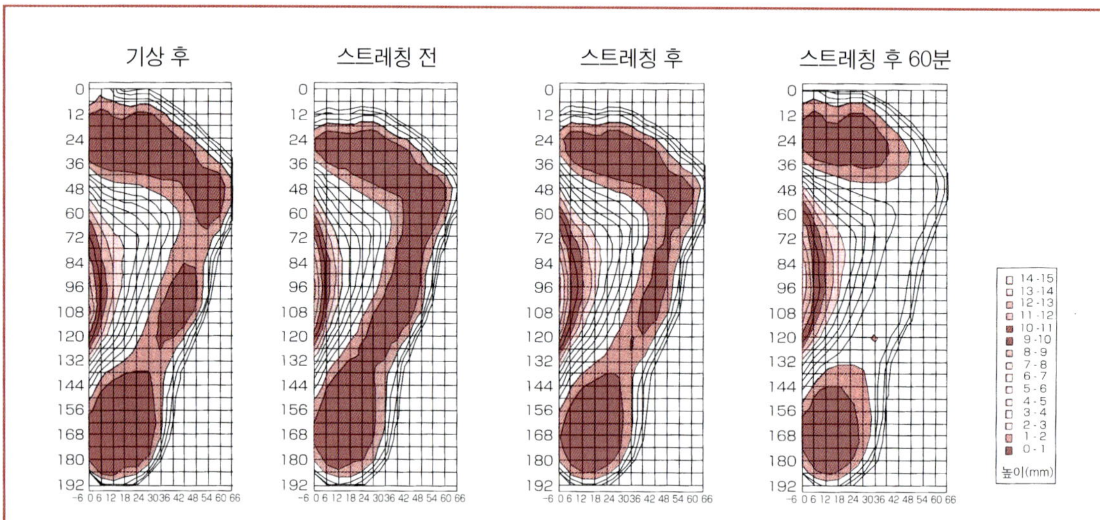

그림 I-6 족저면 형상의 등고선
일상생활에서 아치의 저하를 볼 수 있는데, 스트레칭 후에는 발의 장축 방향, 가로 방향의 아치 회복이 관찰되었다.[17]

표 I-1 스트레칭 실시 전후의 슬관절굴근 근력

	각 군	스트레칭 전	스트레칭 후	검정
Bob Anderson 스트레칭	중 · 고령자	7.64 ± 2.22	7.24 ± 2.21	p 〈 0.005
	젊은 층	11.30 ± 1.12	9.99 ± 1.34	p 〈 0.00001
메디컬 스트레칭	중 · 고령자	7.72 ± 1.79	7.84 ± 1.82	불명
	젊은 층	12.35 ± 2.13	12.09 ± 1.64	불명

Bob Anderson의 정적 스트레칭과 메디컬 스트레칭 후의 출력 차이에 대하여 조사하면 젊은 층, 중 · 고령자 모두 메디컬 스트레칭 후에는 저하가 보이지 않는다.[18)]

적으로 그리고 간헐적으로 스트레칭을 실시하는 것이 필요하다고 생각한다. 임상적인 근력 · 근장력의 증가, 유지 효과에 관한 저자들의 연구에 의하면 종래 행해지고 있는 스트레칭과 비교하여 스트레칭 직후의 근력 저하는 거의 없고 2~3시간의 지속 효과도 나타나고 있다(표 I-1).[18)]

(4) 메디컬 스트레칭의 생리학적 의의

이관절근의 스트레칭을 실시했을 경우 근육은 관절이 완전하게 신전할 수 있을 정도, 또는 과신전할 수 있을 정도의 길이를 가지고 있지 않기 때문에 과도한 신전이 되었을 경우는 당연한 일이지만 이것에 반응하여 근수축이 일어나 오히려 근육의 이완을 얻을 수 없을 것으로 생각된다. 따라서 정적 스트레칭와 같은 방법이 필요하게 된다. 그러나 임상에서는 일반적으로 어떠한 원인에 의해 근구축이 있고, 이것에 대한 스트레칭을 하면 근육에 대한 신전 자극은 통증을 유발하여 충분한 근 이완을 얻을 수 없다. 저자들은 경험적으로 이관절근의 기시 또는 종지의 어느 한쪽을 미리 이완시킨 자세, 즉 그 관절을 굴곡상태로 유지하면서 이관절의 다른 관절을 신전해 나가면 그 근육의 스트레칭을 통증 없이 할 수 있는 현상을 보였다(전술). 이것은 근섬유만의 스트레칭뿐만 아니라 건조직, 근건 이행부로의 영향도 생각할 수 있지만, 저자들이 시행하고 있는 메디컬 스트레칭에서는 근육의 긴장감이 통상적인 스트레칭에 비해 낮으므로 안정 시에 슬관절을 굴곡하는 것 같은 형태로 근건 이행부에 강한 자극을 주지 않고 스트레칭을 하고 있는 것으로 추측된다.

상완골의 외측상과염(lateral epicondylitis)에서 주관절을 충분히 굴곡상태로 하여 완관절을 굴곡(palmar flexion)하면 거의 통증 없이 전완부 신근군의 스트레칭이 가능하여 스트레칭 후 근육이 이완되어 있다는 것을 분명하게 느낄 수 있고, 상완골 외상과

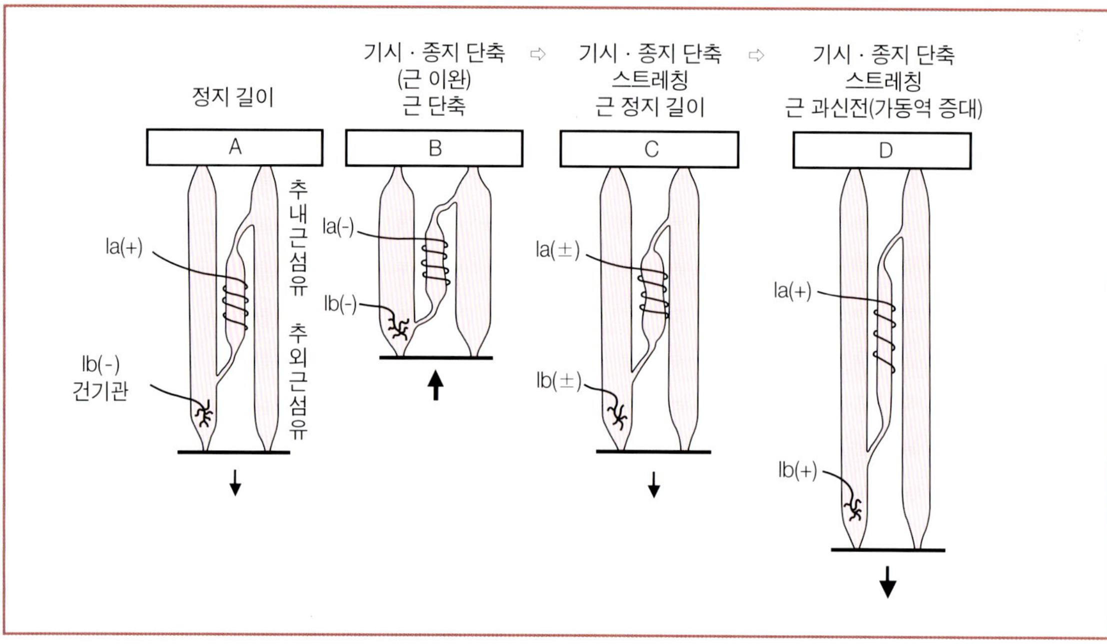

그림 I–7 메디컬 스트레칭에서 근육의 형태 변화
근육의 길이를 미리 이완시켜 두면 근육을 스트레칭했을 때 근육의 긴장이 저하되어 있어 근육 길이의 신전과 신전 속도에 의한 근방추로부터의 Ia군 섬유와 건 내의 건기관으로부터의 Ib군 섬유 임펄스가 약하기 때문에 근육의 스트레칭을 용이하게 할 수 있는 것으로 추측하고 있다.

의 통증이 경감되는 것을 경험하고 있다.[19] 이것은 근육의 기시부에서 근육은 근외막(epimysium)으로 둘러 싸여 뼈에 붙어 있으며 이 부위에서는 골격근을 수축 제어하는 신경계의 적극적인 관여는 적다고 생각한다(그림 I–7).

4. 골 · 관절질환과 단일관절근, 이 · 다관절근의 관계

골 · 관절질환과 단일관절근, 이 · 다관절근의 관계

근육은 관절을 중심으로 기시, 종지되어 있으므로 각 근육의 독립된 기능은 해부학책을 참고로 하고 이 장에서는 관절을 중심으로 질환과 관련된 각 근육의 관계에 대해 설명한다.

1) 견갑대(shoulder girdle)

(1) 해부학적 특징

이 부분을 구성하는 대표적인 근육은 견갑골을 안정화시키는(기능적으로) 단일관절근인 견갑거근, 능형근(대 · 소), 전거근을 들 수 있다. 계속해서 견관절(견갑 · 상완관

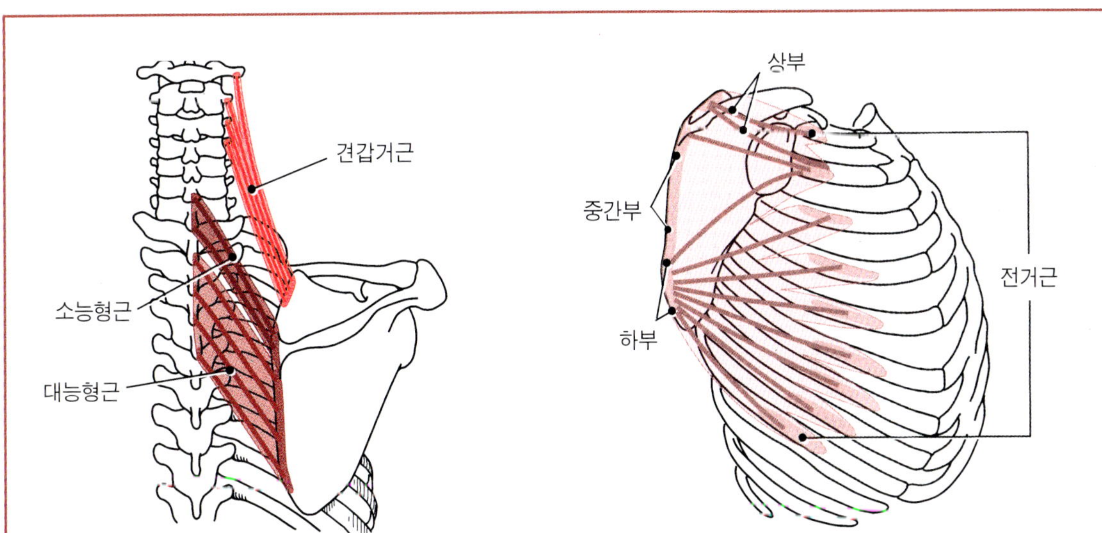

그림 I-8 견갑골을 흉곽에 고정하는 근육
견갑거근, 능형근, 전거근은 모두 단일관절근이며, 견갑골을 흉곽에 고정시키는 작용을 한다.

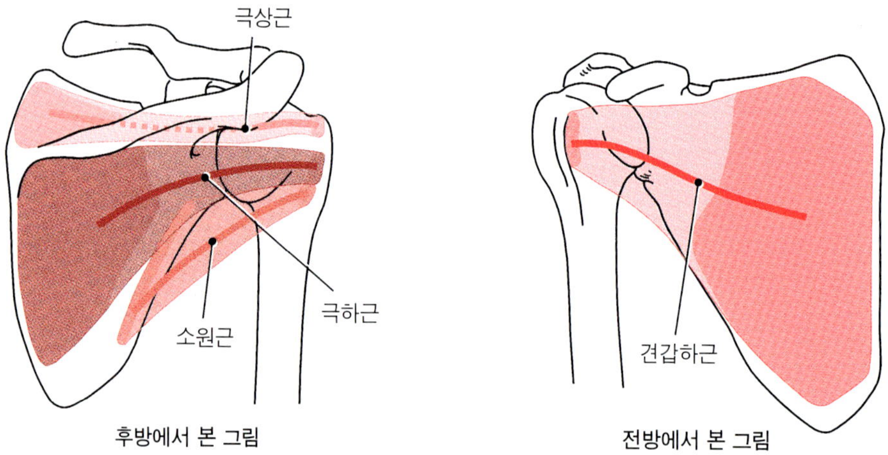

그림 I-9 **견갑골과 상완골에 관련된 근**
극상근, 극하근, 소원근, 견갑하근(회선건판)의 기시, 종지를 나타낸다.

절, 상완 · 상관절)을 형성하는 이른바 회전근개(rotator cuff)를 구성하는 근육(견갑골의 배측에 붙어 있는 극상근, 극하근, 소원근과 복측에 붙어 있는 견갑하근)이 있다. 이러한 근육들은 상완골을 견갑골에 안정화시키는 단일관절근이다(그림 I-8). 또한 이것을 덮어씌우는 듯한 형태로 제7경추~제3흉추로부터 나와 견봉단(acromial end), 견봉(acromion), 견갑극(spina scapulae)의 일부에 붙어 있는 승모근(횡행부)이 있다.

견갑골을 안정화시키는 능형근, 견갑거근, 전거근의 특징적인 기능은 인간이 일상생활 동작에서 중력에 맞서 약 3~4kg의 무게를 가진 상지를 자유롭게 움직일 수 있게 하기 위해 견갑골이 지렛목의 역할을 할 수 있도록 강력하게 흉곽, 배측으로 안정화시키는 기능을 하고 있다. 견관절(견갑 · 상완관절, 상완 · 상관절)이 움직일 때 이관절근인 상완이두근, 상완삼두근은 견갑골에 기시하면서 주관절의 민첩한 움직임과 강한 근력을 보이고, 회전근개를 구성하는 근육은 견갑골과 상완을 안정시키고 있는데, 견갑골이 흉곽에 안정됨으로써 상지의 기능이 발휘된다는 것을 충분히 인식할 필요가 있다. 즉, 기립 자세(standing position)에서 견갑골은 고정되고 앙와위(supine position)에서는 그 고정이 이완된다(고정된 것이 풀린다). 이 현상은 견갑대의 여러 가지 질병과 밀접한 관련이 있을 것으로 생각된다(그림 I-9).

(2) 임상적 의의

어깨결림(stiff shoulder)

견갑대는 7개의 관절, ① 견갑상완관절(scapulohumeral joint), ② 상완상관절

(suprahumeral joint), ③ 견쇄관절(acromioclavicular joint), ④ 견늑관절(scapulo-costal joint), ⑤ 흉쇄관절(sternoclavicular joint), ⑥ 흉늑관절(sternocostal joint), ⑦ 늑추관절(costovertebral joint)로 구성되어 있는데,[20] 기능적으로 보면 견갑골이 가장 중심인 것으로 생각된다. 견갑거근, 능형근(대 · 소), 전거근에 의해 견갑골은 늑골에 안정화되어 있어 이것이 견관절 운동에서 매우 중요한 역할을 하고 있다(그림 I-10).

인간의 일상생활에서 기립 자세(상체를 일으킨 자세)에서는 항상 견갑골을 고정함으로써 매우 자유롭게 상지를 움직여 지적 운동을 실시하고 있다는 것을 생각하면 이 견갑골을 체간에 고정시키지 않고서는 불가능하다. 예를 들면 앙와위를 취하면 견갑골은 저항없이 움직이는 것을 깨닫고, 일어나서 상지를 들어 올리면 순식간에 견갑골이 고정되는 것을 깨닫게 된다. 또한 전거근 마비가 있을때 상지를 들어 올릴 수 없는 것은 이것 때문이다. Kato(加藤)에 의하면 이 견갑골을 안정화시키는 세 개의 근육은 형제근육으로, 제3~7경추 신경의 동일한 근원기(muscle primordium)로부터 발달해서 각각 기능이 나뉘어져 견갑골을 고정하고 있다고 서술하고 있는 것은 흥미롭다(그림 I-11).[21]

이와 같은 견갑골의 기능에 관하여 근육의 기능면에서 생각해 보면 상지를 일정한 자세로 유지하는 작업(피아니스트, 전화교환원, PC 조작, 차 운전, 이발사 등)은 상지를 어느 특정한 자세로 유지하는 것이 필요하여 견갑골이 일정한 위치에서 고정됨에 따라 상지의 동작이 원활해진다. 이러한 작업의 매우 초기에는 견갑골의 안정화가 어렵지만, 익숙해짐에 따라 뇌내에 일정한 신경회로가 형성되어 그 작업을 할 때는 매우 효율적으로 견갑골이 그 작업에 적합하도록 위치하게 된다. 즉 견갑거근, 능형근(대 · 소), 전

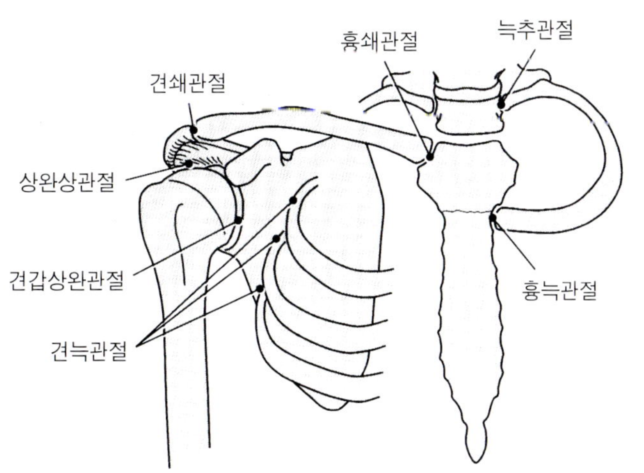

그림 I-10 **견갑대를 구성하는 7개의 관절**
견갑상완관절, 상완상관절, 견쇄관절, 견늑관절, 흉추관절, 흉늑관절, 늑추관절[20]

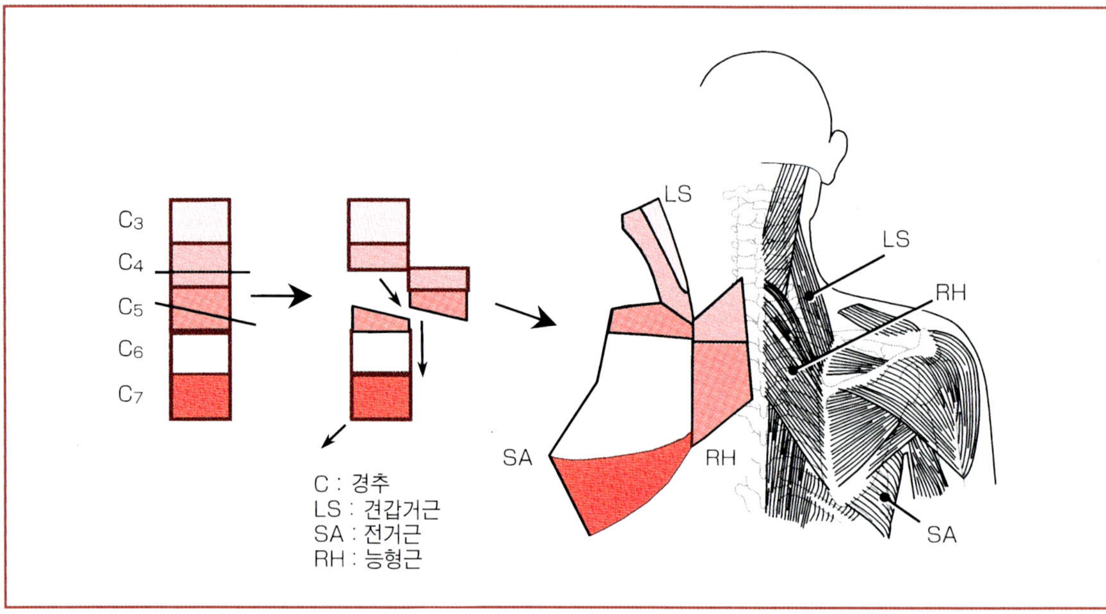

그림 I-11 **견갑거근, 능형근, 전거근(발생 · 발달)**
견갑거근, 능형근, 전거근은 형제근육으로 C_3~C_5신경의 동일한 근원기로부터 발달하여 각각 기능이 나뉘어져 견갑골을 흉곽에 고정하고 있다.[21)]

거근에 일정한 긴장, 근수축이 일어나 이것이 지속된다. 따라서 어깨결림을 호소하는 사람의 상당수는 이 근육에 대한 과부하로 인한 구축에 의한 것이라고 생각하면 이해하기 쉽다. 그러나 어깨결림은 두경부의 자세와도 밀접한 관계가 있다는 것을 충분히 고려할 필요가 있다. 약 5kg 무게의 두부를 고정할 때 경추, 흉추, 척주 자세의 유지도 중요하고, 또한 견갑골의 흉곽에 대한 안정성 · 위치도 고려할 필요가 있다.

스트레칭법

견갑대의 근구축에 대한 대처 방법은 충분한 스트레칭을 실시하는 것인데, 스트레칭 시에 미리 근수축을 실시해 두는 것이(수축 · 이완 스트레칭) 스트레칭의 효과를 향상시키는 것으로 잘 알려져 있다.

① 일반적인 기법

견갑거근, 능형근(대 · 소)을 수축시켜 전거근을 신전시키는 운동부터 시작한다.

견갑거근, 능형근(대 · 소)을 충분히 수축시키기 위해서는 견갑골을 척주에 최대한 접근시키고 견갑골을 가능한 한 위로 올리는 운동을 한다. 주관절을 충분히 굴곡하여(상완이두근〈이관절근〉을 이완시킴으로써) 양 상완을 가능한 한 후상(後上) 방향으로 올림으로써 근수축을 확실히 얻을 수 있다(이 자세를 10초간 유지한다). 이 때 전거근은 스트레칭된다.

다음으로 전거근을 수축시키는 동작, 양 상지를 90° 전방으로 올리면서 손바닥으로 공기를 누르는 듯한 자세로 견갑골을 앞으로 끌어내듯이 의식하면서 실시한다(10~20초간 이 자세를 유지한다). 이 때 견갑거근, 대 · 소 능형근은 스트레칭된다.

이 두 가지의 동작은 서로 자동적으로 근 수축이 이루어지게 되고 동시에 각 길항근도 스트레칭된다. 이 동작을 보통 2~3회 실시함에 따라 이른바 견갑골 내측 견갑극(spin scapulae) 주변의 근 긴장이 용이해져 어깨결림은 개선된다(그림 I-12).

② 견갑골의 가동성을 개선시키는 기법

한쪽 상지의 팔꿈치를 충분히 굴곡한 상태에서 주관절의 배측을 다른 쪽 손바닥으로 밀어올려 상완삼두근의 장두건(long tendon)을 끌어당김으로써 견갑골을 전방으로 끌어내는 방법이다(그림 I-13).

③ 견갑골의 고정성을 이완시켜 견갑골을 측방으로 당김으로써 스트레칭의 효과를 향상시키는 기법

기립 자세에서 견갑골은 상지를 항상 지탱하기 위해 고정되어 있으므로 이 고정된 것을 풀어준 후 견갑골을 보다 외측으로 끌어내는 방법을 실시한다.

한쪽 손으로 반대쪽 견갑골을 만지는 동작을 함으로써 대뇌로부터의 지령으로 견갑골이 고정된 것을 푸는 것이 가능해진다. 그 다음 반대쪽 손바닥으로 팔꿈치를 밀어올림으로써 견갑골을 더욱 외측으로 끌어내는 것이 용이해진다(그림 I-14).

상지를 90° 전방으로 들어 올려 다른 쪽 손으로 억지로 내전시키는 기법이 일반적으로 행해지고 있는데, 이 자세는 상지를 들어 올림으로써 견갑골은 대뇌의 지령으로 고정되어 버려 우선 상완삼두근의 장누가 스트레칭된다고 생각된다. 그러나 능형근에 대한 효과는 적다. 팔꿈치를 굴곡함으로써(대뇌의 관여) 고정된 견갑골이 풀어지고 용이하게 상완삼두근의 장두와 능형근의 스트레칭되는 것을 깨닫게 된다.[22), 23)]

이와 같이 견갑골을 고정하는 근육이 움직이지 않는 자세를 취함으로써(상지를 중력에 맞서 지지할 필요가 없을 때) 쉽게 순간적으로 견갑골이 고정된 것이 풀어진다는 것을 볼 때 인간 뇌기능의 훌륭함을 느끼게 된다.

어깨결림을 호소하는 환자에 대한 관찰

기립 자세에서 상지를 늘어뜨리게 하고 뒤에서 견갑골의 높이, 위치를 주의 깊게 관찰하면 좌우차를 보이는 경우가 많으며, 위에서 기술한 스트레칭의 일반적인 기법에 의해 견갑골의 높이가 같게 되고, 또한 전거근의 수축에 의해 견갑골 내연의 비대칭성이 대칭적으로 되며 어깨결림이 치유되었다는 것을 깨닫게 된다.

어깨결림에 관하여 해부학적으로 살펴보면 불량한 자세, 즉 경부가 앞으로 굽혀지고

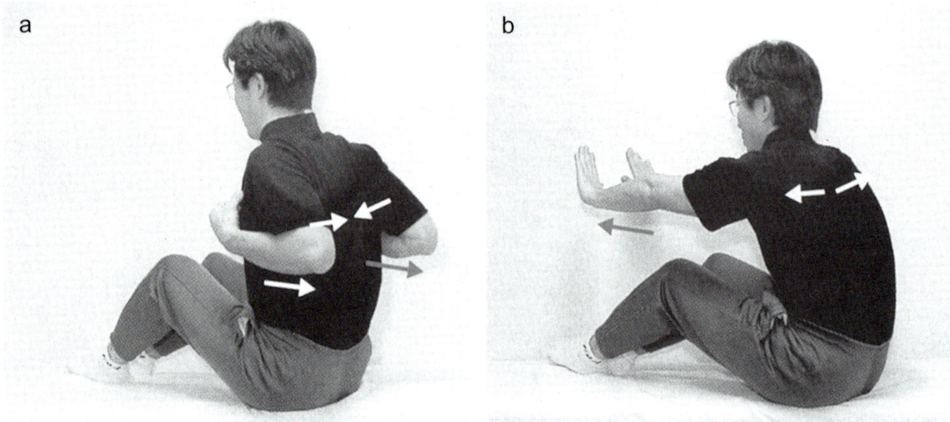

그림 I–12 단일관절근인 견갑거근, 능형근, 전거근의 스트레칭법

a. 양 주관절을 충분히 굴곡하여 견관절을 가능한 한 신전시킨 후 한층 더 견갑골을 접근시킨다 : 10~20초간×2회, 이것에 의해 견갑거근, 능형근은 충분히 수축하고 전거근은 스트레칭된다.

b. 양 상지를 가능한 한 전방으로 뻗어 견갑골을 전방으로 끌어낸다는 느낌으로 : 10~20초간×2회, 이것에 의해 전거근은 충분히 수축하고 견갑거근, 능형근은 스트레칭된다.

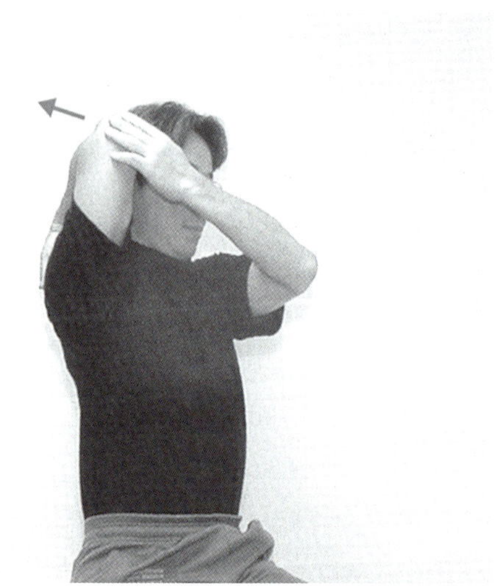

그림 I–13 견갑골의 가동성을 개선시키는 기법

한쪽 상지의 팔꿈치를 충분히 굴곡한 상태에서 주관절의 배측을 다른 쪽 손바닥으로 밀어 올려 상완삼두근의 장두건을 끌어당기듯이 한다. 견갑골을 전방으로 끌어낸다는 느낌으로 : 10~20초간×2회

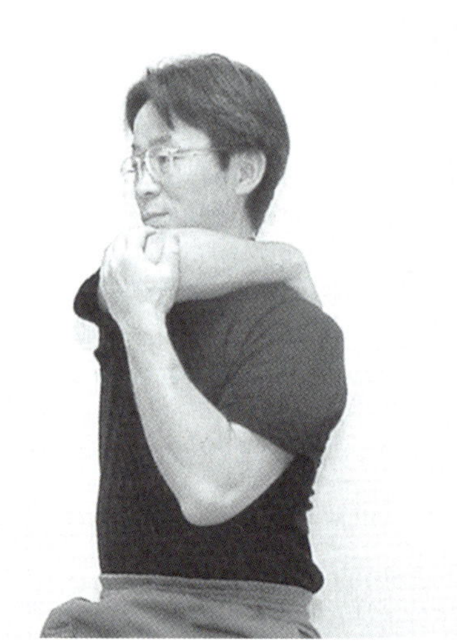

그림 I–14 견갑골을 더욱 외측으로 끌어내는 것을 쉽게 하는 기법

한쪽 손으로 반대쪽 견갑골을 만지는 동작을 함으로써 대뇌로부터의 지령으로 견갑골이 고정된 것을 푸는 것이 가능해지고, 그 다음 반대쪽 손바닥으로 팔꿈치를 밀어올림으로써 견갑골을 더욱 외측으로 끌어내는 것이 용이해진다. 이것에 의해 견갑거근, 능형근은 충분히 스트레칭된다(보통 한쪽 상지를 수평자세로 올려 내전(주관절 신전상태에서)할 때 견갑골이 흉곽에 확실히 고정되어 내전하기 어려운 것을 깨닫게 되는데, 이것은 약 3㎏인 상지를 지탱하기 위해서 대뇌로부터의 지령으로 견갑골이 고정되기 때문이다).

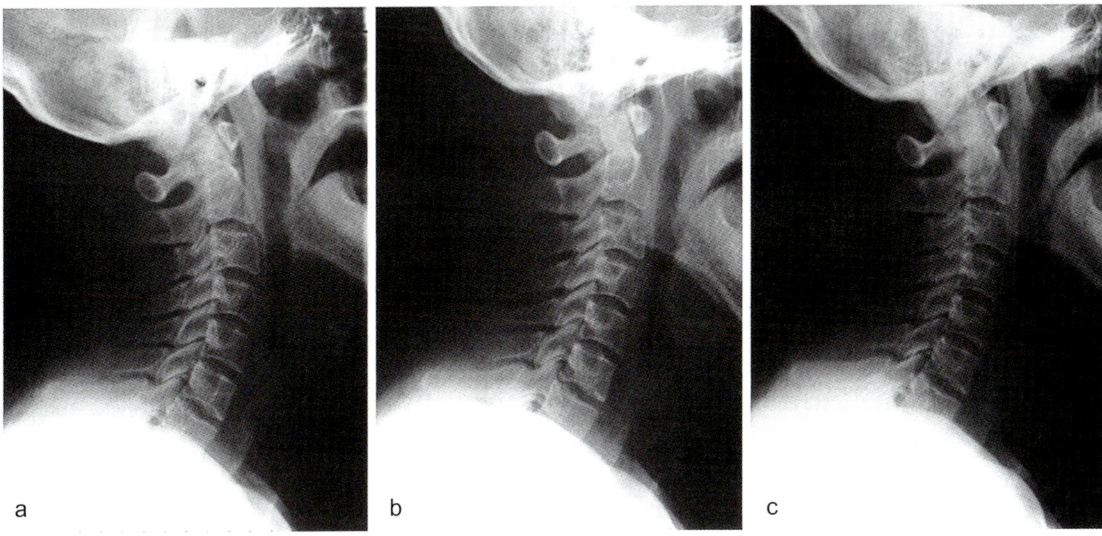

그림 I-15 어깨결림 증례(65세 남성)
견갑골 주변의 근육 스트레칭 전후의 경추 정렬(alignment) 변화
a. 스트레칭 전, b. 스트레칭 후, c. 1개월간 스트레칭 후

흉부 척주가 후만(round back)을 보이는 자세는 앞에서 기술한 기법에 의해 근육 활동이 회복되고 경부의 위치는 정상위치로 돌아오며 흉부 척추의 후만도 교정되는 것을 깨닫게 된다. 실제로 이 스트레칭 전후로 두부의 중심선이 1~3㎝ 후방으로 이동, 신장 약 1~1.5㎝의 변화가 보이는 경우가 자주 있다(그림 I-15).

견갑골의 움직임이 좋지 않은 것을(기능부전) 고려할 때 견갑-상완 리듬의 혼란은 견관절 운동의 장애 발생 원인으로써 견갑골을 안정시키는 단일관절근인 견갑거근, 능형근(대 · 소), 전거근의 기능부전에 있다고 생각한다.

2) 견관절(shoulder joint)

(1) 해부학적 특징

견갑대는 7개의 관절, ① 견갑상완관절, ② 상완상관절, ③ 견쇄관절, ④ 견늑관절, ⑤ 흉쇄관절, ⑥ 흉늑관절, ⑦ 늑추관절로 구성되어 있는데(앞에서 기술), 견관절(견갑 · 상완관절, 상완 · 상관절)을 형성하는 이른바 회전근개를 구성하는 근육으로는 견갑골의 배측에 부착되어 있는 극상근, 극하근, 소원근과 복측에 부착되어 있는 견갑하근이 있으며 이러한 근육들은 견갑골과 상완을 안정화시키는 단일관절근이다(그림 I-16).

또한 회전근개를 구성하는 근육을 덮는 가장 중요한 상완의 굴곡 · 외전근인 삼각근(del-

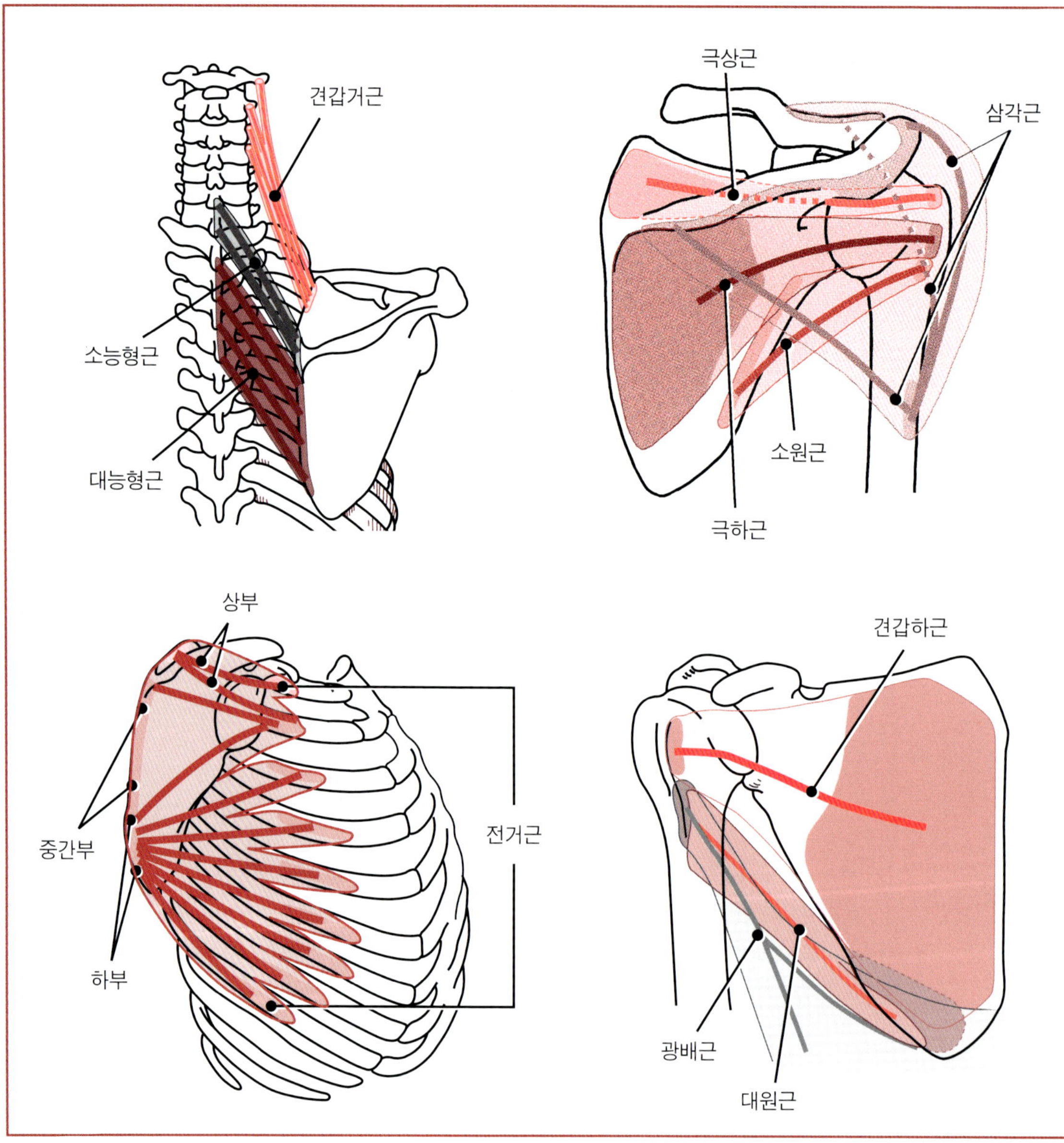

그림 I-16 견관절 주위의 근육군
견갑거근, 능형근(대, 소), 전거근, 극상근, 극하근, 소원근, 삼각근, 견갑하근, 광배근, 대원근

toid muscle)이 있다. 이관절근으로써 상완이두근(장두 · 단두), 상완삼두근(장두)이 있다.

위에서 기술한 여러 근육들이 움직여 견관절의 굴곡, 신전, 내전 및 외전, 내회전 및 외회전을 실시하는데, 능형근, 견갑거근, 전거근에 의한 견갑골의 안정성이 중요한 역할을 차지하고 있다. 그 밖에 어깨 운동에 있어 삼각근, 대 · 소흉근, 오훼완근, 대원근, 광배근 등도 관여하고 있는 것은 당연하다.

(2) 임상적 의의

견관절 주위염

견관절 주위염에 있어서 일반적으로 통증 때문에 상지를 들어 올릴 수 없거나 외전 · 외회전이 불가능한 경우 ① 견갑상완관절, ② 상완상관절의 장애 및 견갑상완 리듬의 혼란으로 생각하기 쉽다. 일반 교과서에서도 견갑 · 상완관절, 상완 · 상관절에 관하여 언급되고 있지만 견갑골이 견갑-늑골관절에서 상완의 움직임에 따라 어떻게 원활히 움직이는지에 대한 중요성을 기재하고 있는 것은 적다.[24]

상완을 올릴 때 견봉하관절(subacromial joint)(상완상관절) 내를 상완골두(humeral head)가 어떠한 방법으로 부드럽게 통과하는지를 생각해 보면 60~100°의 통증궁(painful arc)에서 견갑상완 리듬에 대한 관계에 있어서 극하근의 작용에 따라 상완골두가 외회전하는 것이 중요하지만, 만약 근구축에 의해 견갑골 움직임의 리듬이 흐트러져 있을 때는 상완골두가 견봉하에서 접촉하기 때문에 통증을 느끼고 상지를 들어 올릴 수 없는 경우를 생각할 수 있다. 이러한 경우에 앞에서 기술한 이 3개의 근육〔견갑거근, 능형근(대 · 소), 전거근〕의 스트레칭을 실시함으로써 가끔 상지를 올릴 때 통증이 경감하는 것을 알 수 있다. 또 때로는 비교적 만성적인 경과로 인하여 극하근의 근수축이 충분히 원활하게 이루어지지 않아 상완골두의 외회전운동이 없어 견봉하에서 접촉하는 경우도 알 수 있다. 이러한 경우에는 환자에게 능동적 또는 수동적 상완 외회전운동을 지도하고 있다. 인간은 일상생활에서 상완을 내회전 · 외회전하는 동작은 적고, 특히 들어올린 상태에서 상완을 내회전 · 외회전하는 경우는 없기 때문에 상지를 올린 동작에서는 대뇌로부터의 지령으로 견갑상완 리듬에서는 자동적으로 상완골두가 외회전하고 있다고 추측된다. 따라서 극하근의 근운동을 대뇌를 통해 자극할 필요가 있다고 생각한다.

상완 내회전 · 외외전운동(능동 · 수동)

기법은 우선 상완을 늘어뜨리고, 주관절 90° 굴곡, 전완 회외상태에서 견관절의 내회전 · 외회전의 능 · 수동 운동범위를 조사한 후 특히 외회전운동이 감소되어 있는 경우 환자에게 주관절 90° 굴곡상태로 체간에 고정하도록 지시하고, 수건의 끝을 환측 손가락으로 잡게 하고 검사자는 다른쪽 끝을 잡고 상완을 외회전하면서 잡아당기게 함으로써 서서히 가동역을 증가시킨다. 이 운동을 보통 약 10회 실시하여 외회전운동이 개선되고 그 후 상지를 들어 올리라고 지시하면 환자는 거의 통증 없이 들어 올릴 수 있다는 것을 깨닫게 된다(그림 I-17).

견갑하근의 구축에 대한 스트레칭법

견갑하근에 구축이 있는 증례에 대해서는 견관절 전면의 통증 때문에 수동적 상완 외회전이 불가능하다고 생각한다. 환측의 상지를 흉부 전면, 최대한 내전상태(견갑하근이 이완된 위치)에서 주관절 90° 굴곡위로 상완의 외회전운동을 실시하게 한다. 견갑하근이 이완된 위치에서의 스트레칭(메디컬 스트레칭)을 실시함에 따라 통증 없이 스트레칭이 가능하고, 길항근인 극하근의 운동을 촉진하게(facilitate) 되어 외회전운동이 쉬워진다(그림 I-18). 이 기법만으로 통증이 완전히 사라지는 것은 아니지만 통증이 경감되어 견관절의 움직임이 개선되기 때문에 견관절의 관절운동범위 훈련 시에 환자에게 동기부여 측면에서 유용하다. 저자는 남은 통증에 대한 감별 진단을 겸해 견봉하 점액낭에 0.5% 싸이로카인(xylocaine) 0.5mℓ + 스테로이드의 주입을 실시하고 있다.

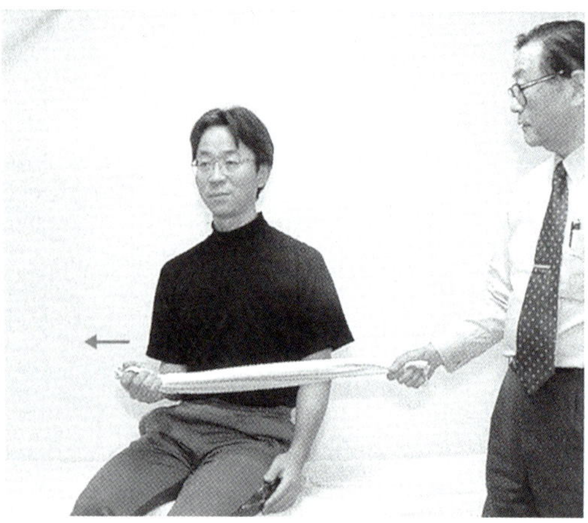

그림 I-17 상완 내 · 외회전운동의 기법
주관절 90° 굴곡상태로 체간에 고정하도록 지시한 후 수건의 끝을 환측 수지로 잡게 하고 검사자는 다른쪽 끝을 잡고 상완을 외회전하도록 잡아당기게 함으로써 서서히 가동역을 증가시킨다. 극상근, 소원근의 상완 자동 외회전기능을 끌어낸다.

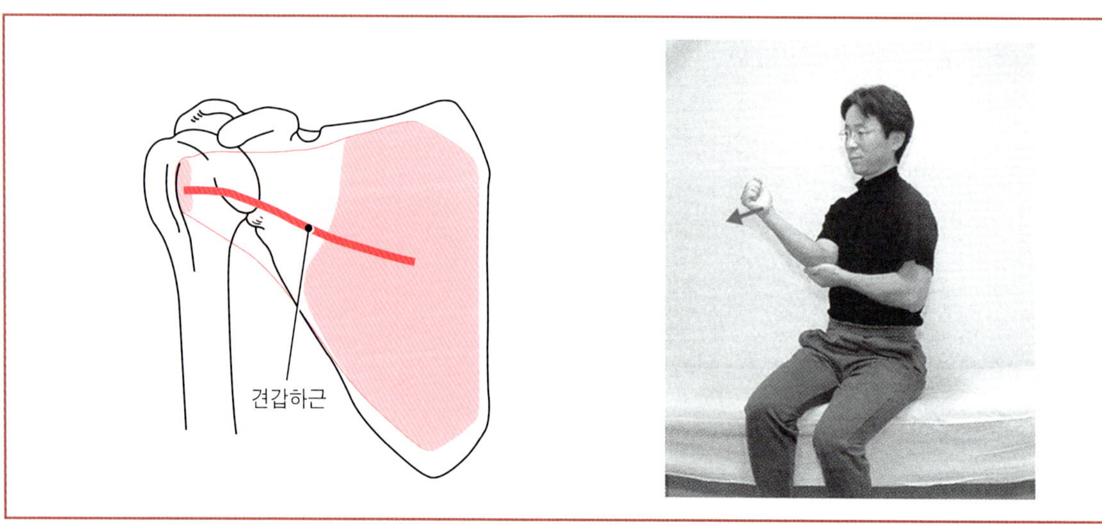

그림 I-18 견갑하근의 구축에 대한 스트레칭
환측의 상지를 흉부 전면, 최대한 내전상태(견갑하근이 이완된 위치)에서 주관절 90° 굴곡상태로 견관절의 외회전운동을 실시하게 한다.

견관절을 구성하는 다른 근육군으로는 승모근, 삼각근, 대흉근, 소흉근, 오훼완근, 대원근, 광배근 등이 있는데, 상지를 올림으로써 삼각근, 대흉근은 각도의 변화에 따라 그 움직임의 역전 「습관적 기능의 역전 현상」이 일어난다는 것이 교과서에 기재되어 있어 어깨 운동의 복잡성을 나타내고 있다.[25]

견관절통의 치료 과정에서 견갑골의 위치가 통증의 완화와 밀접한 관계가 있다는 것을 알 수 있으므로 견관절의 내시경 수술 후 재활에 있어서 관절 내의 장애가 충분히 치료되었을 때 견갑골의 기능 회복에 관해서도 충분한 배려가 필요하다는 것을 강조하고 싶다.

왜 동물은 견갑골이 몸의 외측에 있고, 사람은 배측에 있는지에 관해서는 알 수 없지만 직립보행함에 따라 중력에 맞서 무거운 상지를 안정화시켜 자유롭고 정확하게 움직이게 하기 위해서는 현재의 위치가 가장 효율적이기 때문일지도 모른다. 그러나 발달한 무거운 머리를 지탱하고, 또한 상지를 안정화시키면서 상지를 최대한으로 움직일 필요가 있는 현대 사회에서 견갑대로써는 힘든 작업을 하고 있는 것이다.

근육의 재교육

인간이 일상적으로 하는 동작은 생활습관에 의해 일정한 근육이 그 목적에 따라 활동하고 있는데, 장기간(노화도 포함) 계속함으로써 구축을 초래하여 충분히 기능하지 못하게 된다. 이것에 대해 정상적인 자세로 되돌리기 위해서 근육 스트레칭과, 목적으로 하는 동작을 의식함에 따라 근육은 다시 충분한 활동을 할 수 있게 된다.

3) 주관절(elbow joint)

(1) 해부학적 특징[26]

주관절을 구성하는 근육은 다음과 같다.

- **근위부(상완) : 복측**

단일관절근인 상완근은 상완골 복측 하부반과 내측 · 외측근간중격부터 주관절낭, 척골조면(ulnar tuberosity)에 붙어 중요한 굴근으로 작용한다.

이관절근인 상완이두근은 장두는 견갑골의 관절상결절(supraglenois tubercle)에서, 단두는 오훼돌기에서 기시하여 이두근이 되어 원위부에서 다시 2개의 정지건이 되어 하나는 요골조면에 붙고, 다른 하나는 상완이두근건막(bicipital aponeurosis)으로 전완 척측의 근막에 부착한다. 작용으로써 장두는 상완을 외전 및 내회전시키고

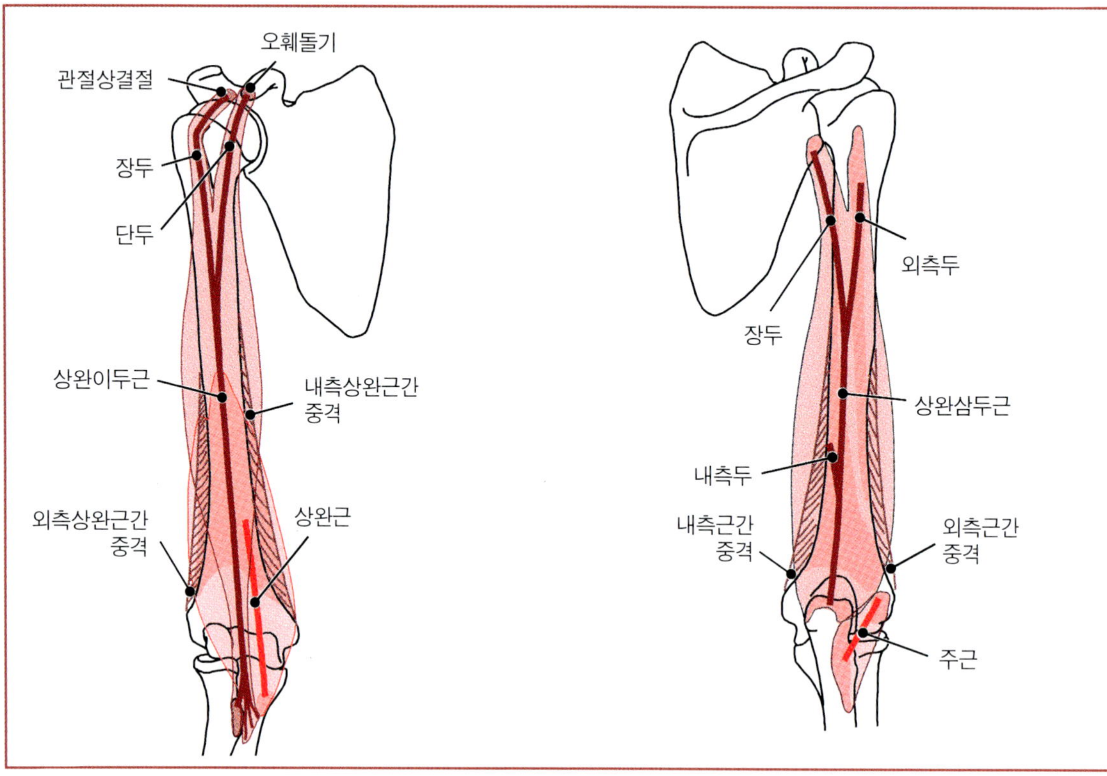

그림 I–19 **상완의 복측근 · 배측근**
상완의 복측근 : 단일관절근인 상완근, 이관절근인 상완이두근
상완의 배측근 : 단일관절근인 주근, 이관절근인 상완삼두근

단두는 내전시킨다. 그리고 주관절에서는 굴근으로 작용하며 강력한 회외근이다. 또한 이관절근이므로 주관절을 최대 굴곡상태에서 견관절 과신전이 가능하여 능형근, 견갑거근은 효율적으로 작용한다.

- **근위부(상완) : 배측**

이관절근인 상완삼두근은 장두는 견갑골 관절하결절(infraglenoid tubercle)에서 하행하고, 외측두는 상완골의 배면, 상외측에서, 내측두는 요골신경구(sulcus nervi radialis)의 내측상완근간중격, 외측상완근간중격에서, 외측두는 요골신경구의 외측상부에서 기시하여, 이러한 3두는 건판을 만들어 공통의 정지건으로 이행하여 척골의 주두(olecranon)와 관절낭에 종지한다.

단일관절근인 주근(anconeus muscle)은 외측상과(lateral epicondyle) 및 외측측부인대(radial collateral ligament)에서 시작하여 척골 배면 상방에 부착한다. 상완삼두근을 돕는 작용을 한다(그림 I–19).

- **원위부(전완) 표면층 : 복측**

단일관절근인 원회내근은 상완골 내측상과에서 기시하여 요골 외측면 중앙의 회내근

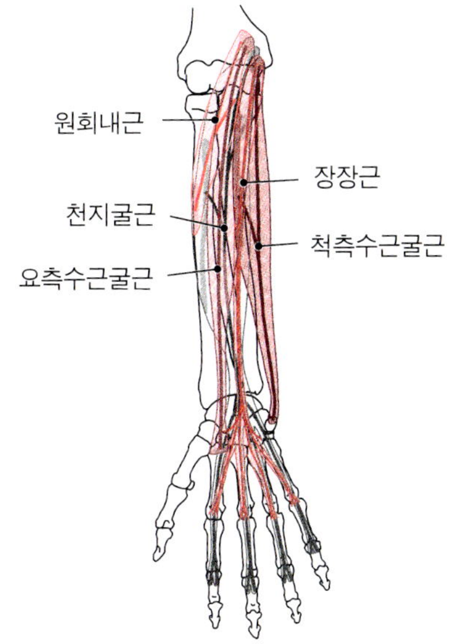

그림 I-20 원위부(전완) 표면층
복측근

조면(pronator tuberosity)에 부착한다. 전완의 회내와 주관절을 굴곡하는 작용을 한다. 다관절근인 천지굴근은 상완골 내측상과, 척골 구상돌기(coronoid process), 요골에서 기시하며 이 근육 건은 공통의 건초(tendon sheath)에 둘러 싸여 수근관을 통과한 후 제2~5지 중절근(middle phalange) 양측변에 부착한다. 수근 및 근위지관절에서는 강력한 굴근으로 작용한다. 그러나 완관절 최대 굴곡(palmar flexion)에서는 이 작용은 없다. 요측수근굴근(fiexor carpi radialis muscle)은 상완골 내측상과, 전완근막의 표면층에서 기시하여 제2중수골저 손바닥측에 부착한다. 완관절에서 요굴편위 작용을 한다. 장장근은 상완골 내측상과에서 시작하여 수장건막을 만들어 손바닥면으로 흩어져 버린다. 완관절을 장굴하는 작용을 한다. 척측수근굴근은 상완골 내측상과, 주두, 척골 후연 상부에서 기시하여 두상골(pisiform bone)-유구골(hamate bone)-제5중수골(5th metacarpal bone)에 이른다. 완관절 굴곡과 척측 편위 작용을 한다(그림 I-20).

- **원위부(전완) 심부층 : 복측**

단일관절근인 방형회내근은 척골 장측면 하부 1/4부위에서 시작되어 요골 장측면 하부 1/4부위에 붙어 전완을 회내한다.

다관절근인 심지굴근은 척골 장측면, 골간막 상방 2/3부위에서 시작되어 제2~5지

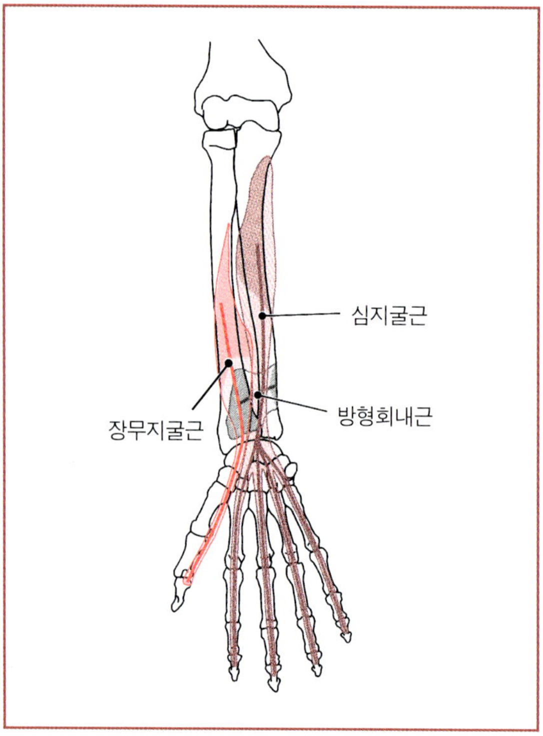

그림 I–21 **원위부(전완) 심부층**
복측근

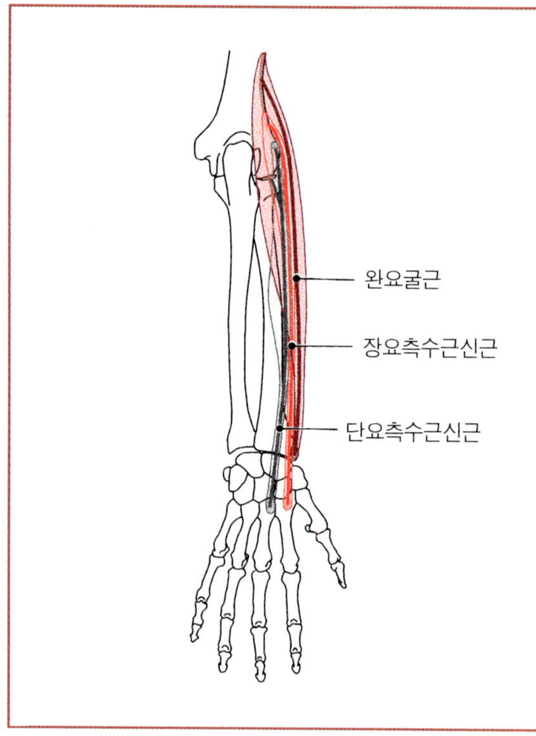

그림 I–22 **원위부(전완)**
요측근

말절골저에 붙어 손목, 중수관절 및 지관절을 구부린다. 장무지굴근은 요골 전면에서 시작되어 무지말절골저에 부착한다. 무지의 말절골까지의 굴곡과 무지의 요측으로의 편위작용을 한다(그림 I–21).

- **원위부(전완) : 요측**

단일관절근인 완요골근은 상완골 외측과상릉(lateral supracondylar ridge)에서 시작되어 요골경상돌기(radial styloid process)에 붙어 전완을 회내 · 회외 중간상태로 가져온다. 다관절근인 단요측수근신근은 상완골 외측상과, 외측측부인대, 요골윤상인대(annular ligament of radius)에서 시작되어 제3중수골저에 부착한다. 주관절에서는 약한 굴근으로 작용하고, 손을 척측 편위에서 중간상태로 되돌리고 배굴하는 작용을 한다. 장요측수근신근은 상완골 외측과상릉, 외측상완근간중격에서 시작되어 제2중수골저에 부착한다. 주관절에서는 약한 굴근으로, 굴곡상태에서는 전완 회내 · 신전상태에서는 전완 회외하여 완관절을 배굴 · 요굴하는 작용을 한다(그림 I–22).

- **원위부(전완) : 배측 표면층**

다관절근인 총지신근은 상완골 외측상과, 외측측부인대, 요골윤상인대, 전완근막에서 시작되어 제2~5지의 지신근건막(extensor aponeurosis), 기절골저(base of prox-

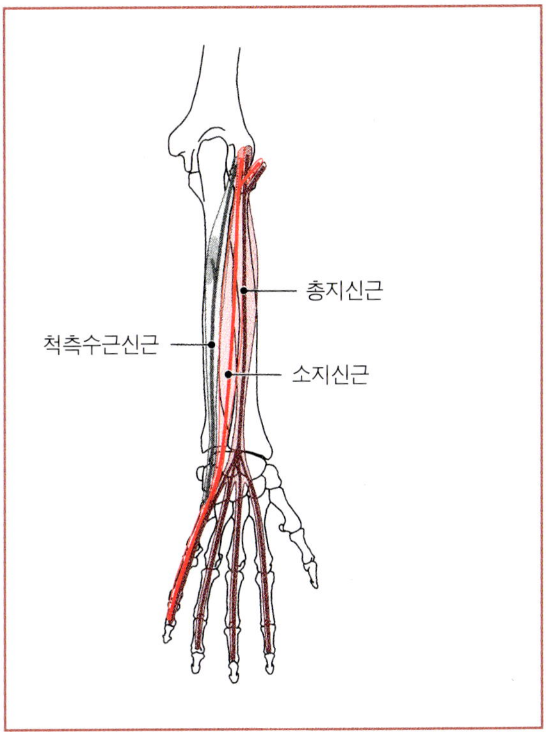

그림 I-23 원위부(전완)
배측 표면층 근육

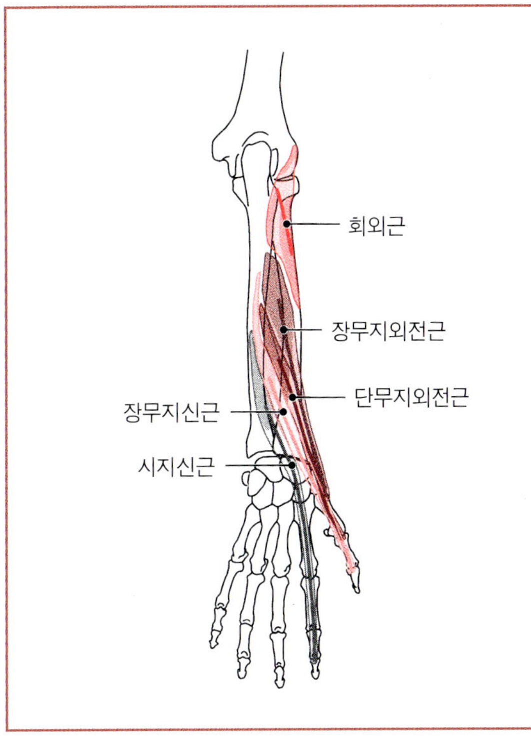

그림 I-24 원위부(전완)
배측 심부층 근육

imal phalange), 중수지관절낭에 부착한다. 손가락의 신전과 부채 모양으로 펴기, 수근골부위의 가장 강한 배굴, 완관절의 척측 편위 작용을 한다. 소지신근은 총지신근과 함께 시작되어 소지에 부착한다. 소지의 신전과 완관절의 배굴 및 척측 편위 작용을 한다. 척측수근신근은 총지신근과 함께 시작되어 요골완관절의 배측을 통과한 후 제5중수골저에 부착한다. 강력한 외전(척측 편위) 작용을 한다(그림 I-23).

- **원위부(전완) : 배측 심층**

단일관절근인 회외근은 상완골 외측상과, 외측측부인대에서 기시하여 요골근위부에 부착한다.

다관절근인 장무지외전근은 척골의 후면, 골간막, 요골 후면에 기시하여 제1중수골, 대능형골(trapezium bone)에 부착한다. 완관절을 굴곡 및 요굴, 그리고 주로 무지를 외전하는 작용을 한다. 단무지신근은 장무지외전근의 아래쪽, 골간막, 요골에서 기시하여 무지의 기절골저에 부착한다. 무지를 펴서 외전하는 작용을 한다. 장무지신근은 척골 후면과 골간막에서 기시하여 무지말절골저에 부착한다. 무지를 펴서 완관절에서 손을 배굴하여 요측으로 편위하는 작용을 한다. 시지신근은 척골 후면 하방 1/3부위와 골간막에서 기시하여 제2지의 지신근건막에 부착한다. 시지를 신전하는 작용을 한다(그림 I-24).

(2) 임상적 의의

상완골 외측상과염 · 내측상과염

중년 이후에 볼 수 있는 상완골 외측상과, 내측상과에 통증을 유발시키는 질환이다. 외측상과에는 수지신근군과 회외근건이 붙어 있고, 내측상과에는 수지굴근군과 회내근건이 붙어 있기 때문에 각각 근건 부착부분의 긴장을 유발시키는 동작에서 강한 통증, 방사통(radiating pain), 때로는 자발통(spontaneous pain)을 호소하는 질환이다.

외측상과염은「테니스엘보(tennis elbow)」로써 잘 알려져 있으며 중 · 고령층 부인들에서 통증이 심하고 일상생활 동작에 지장을 초래하는 경우도 볼 수 있다.[27]

치료에 있어서는 보존적 요법을 원칙으로 해당 부위를 안정시키고 찜질을 하며 근육의 긴장을 이완시키기 위해서 완관절 및 지관절에 일정 기간의 부목 고정, 물리치료를 실시한다. 통증이 심한 경우는 해당부위에 국소마취제와 함께 스테로이드 주사로 침윤시키는 방법이 행해지고 있지만 모두 확정적이지 않다.[28]

상완골 내측상과, 외측상과에 붙어 있는 근육은 대부분 이관절근이므로 이러한 근군을 이완시킨 상태로 스트레칭(메디컬 스트레칭)을 실시함으로써 운동통(cinesalgia), 압통(tenderness)이 경감되는 것을 볼 수 있다.

스트레칭법

외측상과염, 내측상과염 모두 주관절을 우선 가능한 한 최대한 굴곡시킴으로써 전완의 이관절근인 신근군, 굴근군을 충분히 이완시킬 수가 있다. 외측상과염에서는 완관절을 천천히 가능한 한 굴곡시켜 그 위치에서 30초간 그 자세를 유지한다(그림 I–25). 이 때 통증을 유발시키지 않는 자세(회내 또는 회외)로 고정하는 것이 중요하다. 일반적으로는 주관절 굴곡상태에서는 전완의 각 이관절근은 이완되어 있으므로 스트레칭이 가능하다. 통증 완화의 정도에 따라서 다시 30초간의 스트레칭을 실시할 필요가 있다.

내측상과염은 주관절을 우선 가능한 한 최대로 굴곡시키고 완관절도 천천히 최대한 배굴시켜 그 위치에서 30초간 그 자세를 유지한다(그림 I–26).

이 때 앞에서 기술한 바와 같이 통증을 유발시키지 않는 자세(회내 또는 회외)로 고정하는 것이 중요하다. 중 · 고령자에게 이 질환이 많은 이유는 젊은 층에 비해 근육의 신전성 저하가 있고 수지(手指) 작업에 의한 근구축 때문에 신전성이 저하되어 근 기시부에 부하가 더해진 결과로 생각된다. 근육의 스트레칭으로 근육의 신전성이 개선됨에 따라 상과에 가해지는 자극이 감소한 것으로 추측된다. 이 기법의 지속 효과는 몇 시간이지만 반복적으로 실시함으로써 효과는 지속된다(근육의 재교육).

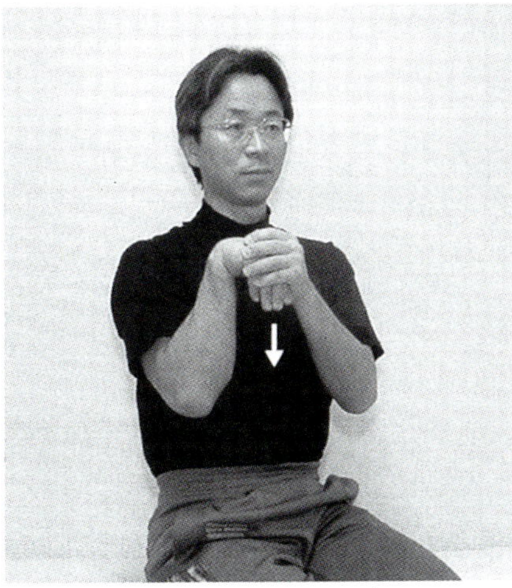

그림 I-25 외측상과염에 대한 스트레칭
주관절을 최대굴곡시키고 외측상과염은 완관절을 천천히 가능한 한 굴곡시킨다(전완 신근군의 스트레칭). 이 위치에서 30초간×2회 그 자세를 유지한다.

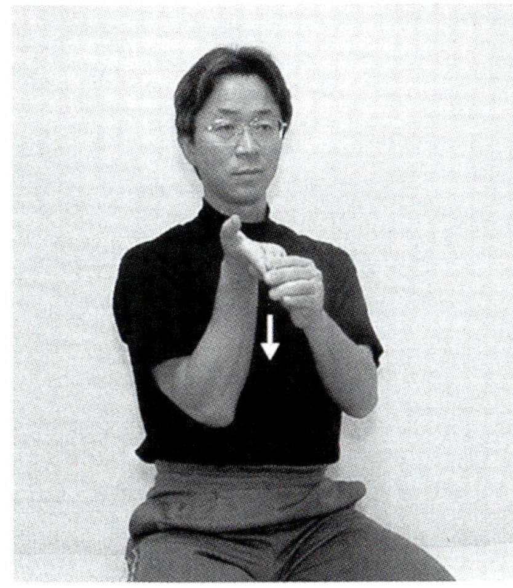

그림 I-26 내측상과염에 대한 스트레칭
주관절을 최대굴곡시키고 내측상과염은 완관절을 천천히 가능한 한 신전시킨다(전완 굴근군의 스트레칭). 이 위치에서 30초간×2회 그 자세를 유지한다.

또한 완관절을 굴곡상태로 실시하는 작업(무거운 것을 여러 차례 좌 · 우로 옮기는 작업)에서 전완 장측의 통증과, 작업 후 손가락을 완전하게 신전할 수 없고, 때로는 손바닥의 저림을 호소하여 전완 장측의 근육이 구축되어 있는 것 같은 증례에 대해 이 기법은 매우 효과적으로, 몇 차례의 기법으로 손가락은 완전하게 신전이 가능해지고 손바닥의 혈류 개선을 육안으로 관찰할 수 있다.

4) 수관절 · 수지

(1) 해부학적 특징

「3. 주관절」 항목을 참조

(2) 임상적 의의

수근관증후군(carpal tunnel syndrome)

손과 손가락을 과도하게 사용하는 중년 여성에게 나타난다. 수근관의 해부학적 특징에 대해 이곳을 통과하는 제2 5지 천 · 심지굴근, 장무지굴근건의 염증, 순환장애에 의한 정중신경(median nerve) 경도 마비를 수반하며 완관절에서 말초에 걸친 통증, 저림을 주로 호소하는 질환인데, 가끔 새벽에 통증과 저림으로 잠에서 깨는 경우도 있다.

치료에 관해서는, 교과서에 따르면 초기에는 보존적 요법을 원칙으로 해당부위를 안정시키고 찜질을 시행하고 완관절을 일정기간 부목으로 고정하고 통증이 심한 경우는 해당부위에 국소마취제와 함께 스테로이드제 주사를 침윤시키는 방법이 행해지고 있는데, 증상이 개선되지 않을 때에는 굴근지대(flexor retinaculum)를 세로로 절개하여 정중신경에 대한 감압(decompression) 방법이 시행되고 있다.[29)]

본 질환을 주의 깊게 관찰해 보면 전완의 장측 제2~5지 천 · 심지굴근, 장무지굴근은 부어 있고 압통도 나타나며, 근육은 건측(unaffected side)에 비해 딱딱해져 있다. 이 근육에 대해서 스트레칭(메디컬 스트레칭)을 실시하여 근육의 과도한 구축을 완화시킴으로써 통증, 저림이 경감되는 것을 경험할 수 있다.

스트레칭법

전완 굴근군의 긴장을 이완시키기 위해 주관절을 최대 굴곡상태로 하고, 우선 환측(affected side)의 손바닥에 건측(unaffected side)의 손가락을 얹어서 완관절을 서서히 신전시키고 어느 정도 근육의 구축이 완화되었을 때 환측의 손가락(제2~5지)을 신전시켜 나간다(제2~5지 심지굴근건을 신전시킨다). 이 위치에서 30초간 그대로 유지한다(그림 I–27).

이 기법을 몇 차례 반복함으로써 통증, 저림이 완화되는 것을 경험할 수 있다. 이 현상은 근육의 구축이 완화됨으로써 근육으로의 혈류, 특히 정맥 혈류의 개선이 일어나고 있는 것으로 생각된다. 수근관증후군에서 프로스타글란딘 E_2(prostaglandin E_2)가 유효하다는 것은 정맥 말초의 세정맥(venule)이 열리는 것을 의미한다. 그렇지만 본 질

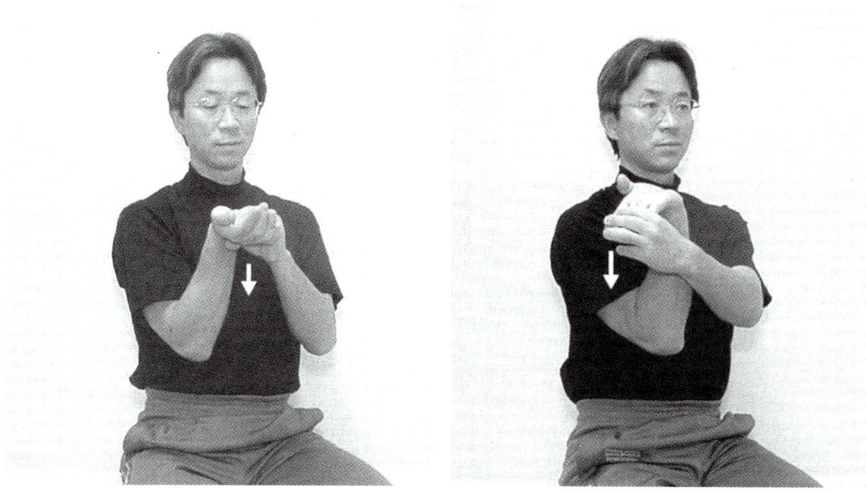

그림 I–27 수근관증후군에 대한 스트레칭 기법
전완 굴근군의 스트레칭을 실시하여 근육의 이완과 혈류개선을 도모한다. 우선 주관절을 최대굴곡시키고, 완관절을 천천히 신전시키고 계속해서 손가락을 전체적으로 신전시킨다. 이 위치에서 각각 30초간×2회 그 자세를 유지한다.

환이 스트레칭으로 모두 치료 가능한 것은 아니고, 또한 스트레칭 효과의 지속성도 고려해야 한다. 스트레칭을 반복함으로써 악화하는 것을 예방할 가능성이 있을 것으로 생각한다. 수근관 내의 병태뿐만 아니라 제2~5지 천 · 심지굴근, 장무지굴근의 병태(구축)에 관하여 고려하는 것도 필요하다.

지관절 · 완관절 · 지관절 주변

건초염(tenosynovitis), 지절간 관절증으로 진단 · 치료되고 있는 것 중에 근육의 기능부전에 그 병태가 있다고 추정되는 증례가 있을 것으로 생각하고 있다. 그 중 두, 세 가지의 증례에 대해 경험한 것을 소개한다.

① 무지수근중수관절증

본 질환은 고령의 여성에게 자주 발생하고, 집는 동작에서 무지 접합부의 관절에 통증, 종창을 초래하는 것으로 그 치료가 비교적 어렵다.

이 관절은 생체공학적으로 불안정하여 무지의 외전, 대립 운동이 정확하게 이루어질(tip pinch) 경우에는 안정되어 기능을 충분히 발휘하고 있지만, 무지를 내전상태로 사용하는(pulp pinch) 경우에는 불안정해지기 때문에 중수골의 기저부가 요측으로 아탈구(subluxation)되기 쉽다(그림 I-28). 본 질환의 치료법으로써 보존적으로는 스테로이드 국소 관절 주사, 무지외전 상태를 유지하는 보장구가 일반적으로 처방되고, 중증 변형성 관절증의 경우에는 관절 고정술이 행해지고 있다.[29)]

본 질환을 근육학적 측면에서 고찰해 보면 흥미롭다. 즉, 고령자에 있어서는 긴 세월 동안 무지-시지를 이용하는 일상생활동작 중에서 무지-시지를 정확하게 대항위치

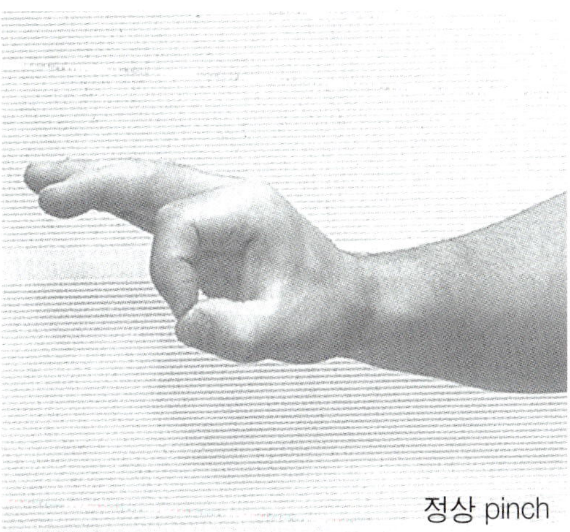

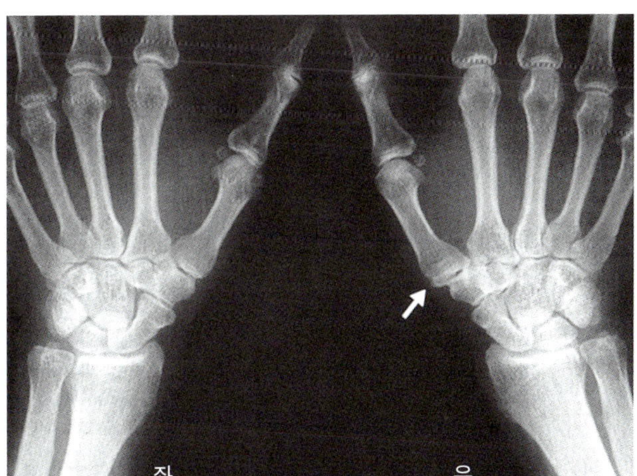

그림 I-28 무지수근중수관절증
무지 CM관절(우측)은 아탈구를 나타낸다.

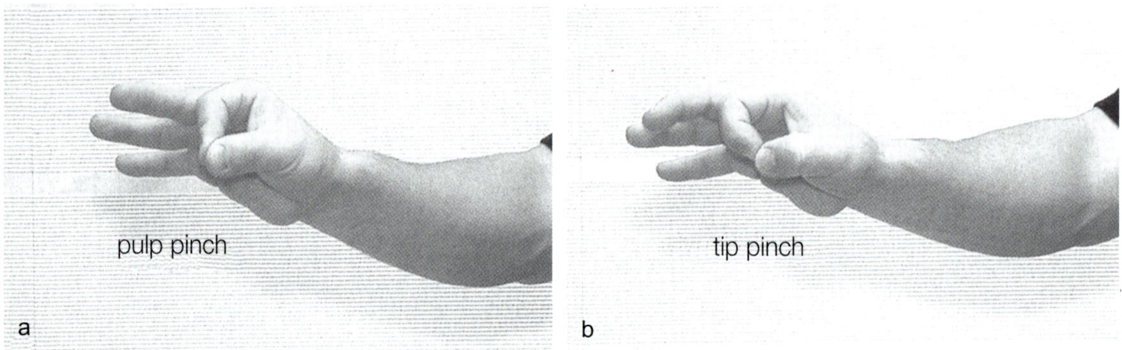

그림 I-29 무지수근중수관절증에서의 pinch의 차이와 무지외전근 기능
a. 노화에 의해 무지 시지로 집을 때 단무지외전근, (단무지굴근) 무지대립근이 충분하게 작용하지 않게 되므로 tip pinch에서 pulp pinch가 되어 무지 CM관절은 아탈구를 제거하기 쉽다
b. 이것에 대해서 무지의 외전, 대위의 위치를 취하도록(제1중수골을 외전, 외회전) 지도함으로써 무지 CM관절증의 발생, 진행에 대한 예방이 가능하다.

로 이용하는 tip pinch는 그다지 이용되지 않고, 볼펜 등을 집는 것과 같이 무지를 약간 내전위치로 하는 pulp pinch의 작업이 많다. 이 경우에는 무지외전근, 대립근은 충분히 기능하지 않고 노화에 의해 근력의 저하를 나타내는 이관절근인 장무지굴근을 주로 이용하는 것으로 생각된다. 실제로 집는 동작을 하게 하여 무지외전근, 대립근을 만져보면 근육의 수축이 약해 이 근육이 좀처럼 딱딱하게 수축할 수 없는 것을 알 수 있다. 이 상황을 고찰해보면 긴 세월 동안 자연히 집는 동작이 이러한 상태로 계속적으로 행해졌기 때문에 중수골의 기저부는 요측으로 아탈구를 취하게 되고 그 결과 변형성 관절증을 초래한 것으로 추측된다(그림 I-29).

근육해부학적으로 이것을 고찰해 보면, W. Platzer는 무지외전에 관련된 근육은 단무지외전근(이관절근)이지만, 무지수근중수관절(중수골 · 대능형골)에 붙는 무지대립근(단일관절근), 단무지굴근, 무지내전근(이관절근)에 의해 안정화되고 여기에 정복상태(reduction)에 작용하는 단 · 장무지신근, 장무지외전근(다관절근)이 크게 관여하고 있다고 하였다.[30)]

저자는 이와 같은 증례에서 아직 관절증의 변화가 진행되고 있지 경우에는 무지를 정확하게 외전, 대립위치(opposition)로 두고 tip pinch(둥글게 고리를 만드는 형태)를 강제적으로 하며 강하게 근육을 움직이게 하는 운동을 매일 1~2분 실시하도록 지시함으로써 근육의 기능은 회복되고 관절통도 경감되는 것을 경험하고 있다(근육의 재교육)(그림 I-30).

② 협착성 건초염(stenosing tenosynovitis), de Quervain병

본 질환은 외래에서 가장 일반적으로 진찰할 기회가 많으며 중년 여성에게 많다. 단무

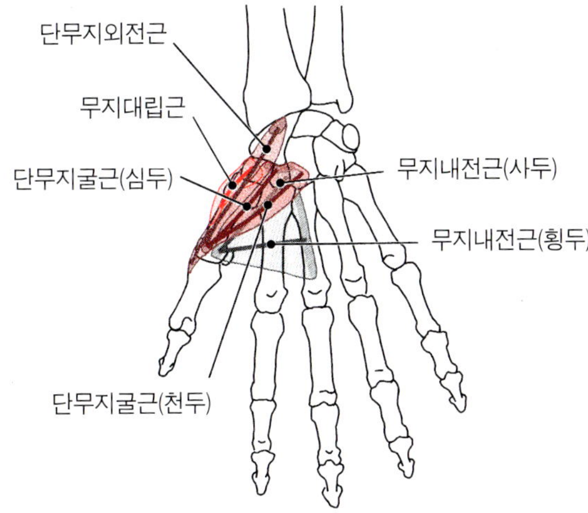

그림 I-30 **무지외전 · 대립 · 내전 · 굴곡과 관계된 여러 근육**

지신근, 장무지외전근이 요골경상돌기 위의 견실한 인대성 건초 내를 통과하기 때문에 마찰(friction)을 일으켜 여기에 염증이 생겨 발생하는 것으로 이해되고 있다.

본 질환도 근육학적인 측면에서 고찰해 보면 흥미롭다. 손가락의 과도한 사용으로 일어나는 것으로 여겨지고 있다. 전화교환원, 식당의 웨이트리스 등 장시간 연속해서 비교적 강하게 무지신근을 움직이는 작업에 있어서 길항근인 굴근의 수축에 대해 신근군의 근 피로로 인하여 근육을 충분히 신전할 할 수 없는 상태(근구축)가 일어나고 있는 것으로 추측된다. 완관절 굴곡상태에서 무지를 사용할 기회가 많아 무지의 외전 · 신전 시에 확실하게 고정된 건초 내에서 자유롭게 방향을 바꾸는 것이 곤란해져 건초 내에서 기계적 마찰이 일어나기 쉬워 발병하는 것으로 생각된다.

이와 같은 증례에 대해서 우선 신근군을 이완시키는 메디컬 스트레칭을 실시한다. 즉, 주관절을 충분히 굴곡하고 완관절을 충분하게 척굴한다(30초×2~3회). 이것은 전완의 신근군을 충분히 이완시키는 목적으로 실시한다. 그 다음 무지를 시지, 중지의 안쪽에 넣듯이 쥐고 완관절을 중간위치로 하여 척굴한다(Finkelstein test). 이 때 건초의 방향과 무지신근건의 방향을 일치시키듯이 무지신근을 스트레칭한다. 이 기법을 하루 여러 번 실시함에 따라 통증이 경감하는 증례를 경험하고 있다. 계속된 작업에 의한 근구축으로 근건과 건초의 정렬(alignment) 불량에 의해 이러한 증상이 발생하는 것으로 생각한다. 건초염은 건의 국소부위에만 주의를 기울이는 것이 아니라 근건 전체적으로 진찰하는 것도 때로는 필요하다고 생각한다(그림 I-31).

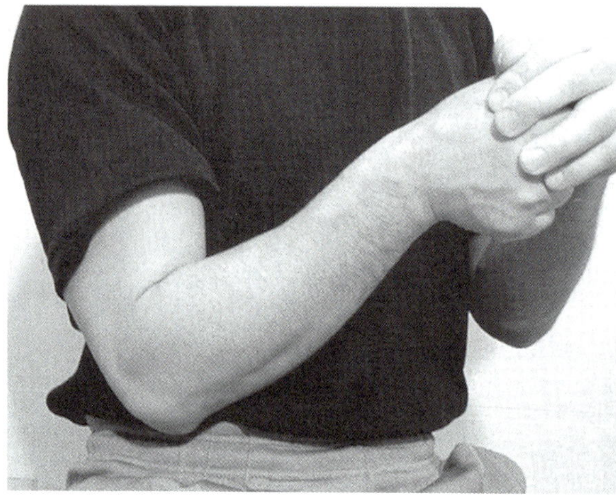

그림 I–31 de Quervain 건초염
단무지신근과 장무지외전근건이 요골경상돌기 위의 견실한 인대성 건초 내를 주행하기 때문에 완관절 굴곡상태로 작업할 때 여기에서의 기계적인 자극과 이 근육의 구축에 의한 마찰(friction)이 강해 염증이 발생하는 것으로 생각된다. 이것에 대해서 팔꿈치를 최대 굴곡하여 이들 근건의 주행과 건초가 평행이 된듯한 완관절 위치에서 스트레칭을 실시함으로써 근육이 이완되며, 그 결과 염증이 경감되고 통증이 사라진다.

5) 요부 · 고관절

(1) 해부학적 특징

인류가 직립보행을 시작한 이래 이 부위는 매우 크게 변화해 왔다고 할 수 있다. 사족보행을 하고 있었던 시대에는 특별히 큰 문제점이 없었을 것으로 생각된다. 그러나 사족보행에서 이족보행으로 바뀜에 따라 골반의 중앙, 천골 위에 상반신을 지탱하는 척주가 세워져 상반신의 전후 · 좌우 균형을 조정하면서 걷고, 달리고, 비트는 등의 민첩한 움직임에 따라 두부의 위치를 중력에 맞서 서로 호응하여 안정시키기 위한 절묘한 척주의 만곡〔경추의 전만, 흉추의 후만, 요추의 전만–그리고 골반의 전방 기울기(anterior inclinatio)〕이 구축되었다고 할 수 있다.

또한 인간이 이족보행을 시작함에 따라 견갑대는 상지를 사용하기 위한 최고의 기구로 구축된 것으로 생각한다(앞에서 기술).

그러나 이 때문에 구조적으로 가장 부담이 가는 부위인 경부 · 요부는 여러 가지 생체공학적인 문제점이 질병으로 발생하고 있는 것도 부정할 수 없다. 특히 이 골반을 중심으로 한 요부 · 하지의 연결부는 뼈 · 관절 등의 기관뿐만 아니라 이것을 지지하는 근육의 기능해부학적 기구에 특징이 있다는 것을 지적하고 싶다.[31)]

특히 요추–골반(고관절)–하지근육의 구조와 기능에 대한 이해 없이는 인간이 걷고, 달리고, 뛰어오르고, 물건을 옮기고, 높은 곳에 있는 것을 잡고, 쭈그리고 앉아 작업하는 것 등은 이해할 수 없다. 인간이 기립 자세를 취하기 위한 장요근의 구조학적인 역할과 고관절을 중심으로 하는 근육군의 구조와 기능에 대한 이해가 이 부위의 질병 치료에 필수적이라고 생각한다.

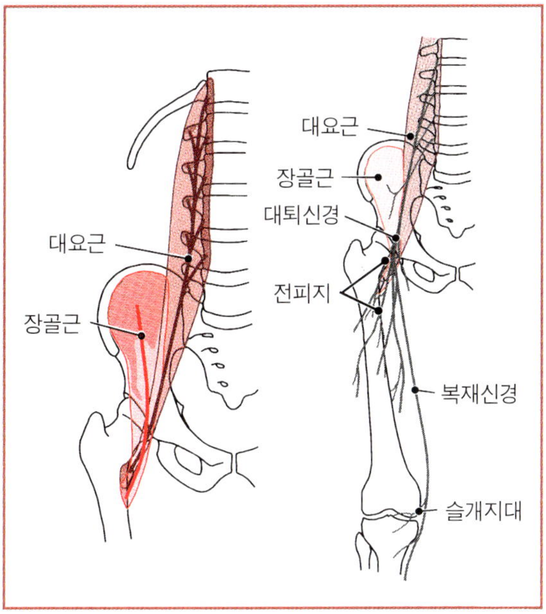

그림 I-32 **장요근(대요근 : 다관절근, 장골근 : 단일관절근), 대퇴신경의 주행과 하지근육과의 관련**[32, 33]

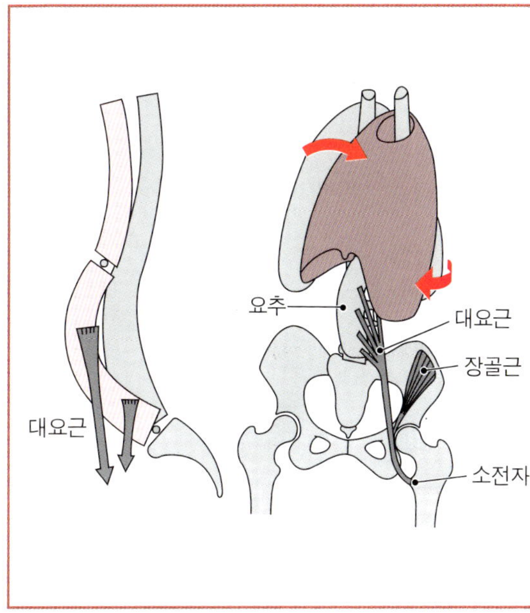

그림 I-33 **장요근의 구축에 의한 요부 척주 전만의 증가와 환측으로의 굴곡, 건측으로의 축회전**[34]

장요근

장요근은 단일관절근인 장골근과 다관절근인 대요근, 소요근으로 구성된다. 대요근은 표재부와 심부로 나누어지는데, 표재부는 제12흉추와 제1~4요추의 측면 및 추간판(intervertebral disc)에서, 심부는 늑골돌기(제1~4요추)에서 시작된다. 장골근은 장골와(iliac fossa) 및 하전장골극(anterior inferior iliac spine)에서 나와 대요근과 함께 장요근으로써 장골근막에 둘러 싸여 치골융기를 넘어 서혜인대(inguinal ligament) 아래, 근열공(muscular lacuna)을 통과하여 상골근은 대요근의 전방으로 주행하여 대퇴골 소전자(lesser trochanter) 아래에, 대요근은 소전자에 부착한다. 또한 소요근은 장치융기(iliopubic eminence)에 부착한다. 대요근, 소요근은 L_1~L_3, 장골근은 L_2~L_4에 의해 지배된다. 대요근의 표재부 · 심부 사이에는 요신경총(lumbar plexus)의 외측대퇴피신경(lateral femoral cutaneous nerve), 대퇴신경(femoral nerve), 복재신경(saphenous nerve)이 있고 근육내 및 주변에는 장골하복신경(iliohypogastric nerve), 장골서혜신경(ilioinguinal nerve), 음부대퇴신경(genitofemoral nerve)이 나란히 주행하고 있다. 이들 신경 중에서 외측대퇴피신경, 대퇴신경, 복재신경은 임상적으로 중요하며 특히 외측대퇴피신경, 복재신경은 순수한 지각성 신경으로 대퇴 외측부, 하퇴 원위내측부의 지각장애를 수반한다. 요통은 장요근의 구축이 깊게 관여하고 있다는 것을 시사하는것이다. 또한 대퇴신경은 봉공근, 대퇴사두근으로의 근지(muscular branch), 지각지는

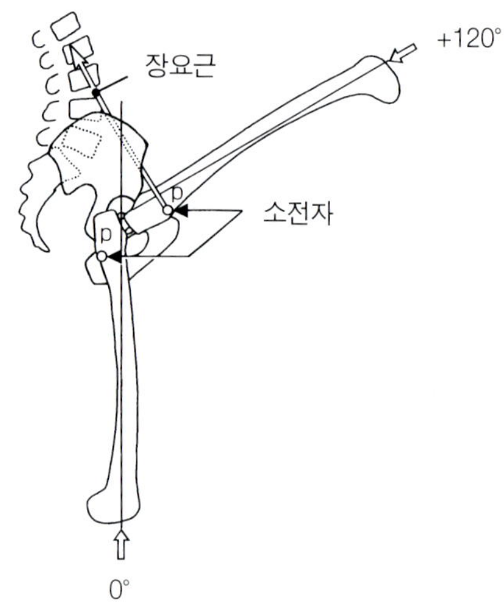

그림 I-34 **장요근 기능의 역전**

장요근은 고관절 120° 굴곡에서 근육이 종지하는 소전자가 치골결합부 위로 오기 때문에 장요근은 완전히 이완된다.[35)]

슬관절낭, 경골골막으로 가기 때문에 무릎에 증상이 있는 증례에 있어서 대퇴사두근과 장요근의 관여도 고려해야 한다(그림 I-32).[32, 33)]

고관절이 장골근 및 고관절 주위근의 수축에 의해 안정화되면 대요근은 요추에 대해서 매우 강력한 작용을 한다. 요통을 호소할 때 이 근육이 구축을 일으켜 요부 척주의 전만이 증가되고 환측으로 기울어 상체는 건측으로 회전한 상태가 된다.[34)] 이 자세는 장요근의 구축이 일어난 상태이며, 요통을 강하게 호소할 때 이와 같은 현상이 발생하고 있는 것으로 생각한다(그림 I-33).

이 상태를 장요근을 주체로 하여 생각해 보면 장요근은 매우 긴장된 상태에서 서혜인대 아래, 근열공을 통과하여 고관절 전면에서 거의 후방 90°로 굴곡하면서 대퇴골 내측의 소전자에 부착한다. 이 때 구축되어 있는 장요근은 순환장애도 발생하고 있는 것으로 추측되며 요신경총의 장애 증상(대퇴 외측부, 하퇴 원위 내측부의 지각장애, 특히 대퇴 전면, 무릎내측의 통증, 대퇴사두근 근력 저하 등)이 나타나는 경우가 있다.

한편 고관절을 120° 이상 굴곡하면 장요근 긴장이 이완되고[35)], 또한 더 환측으로 요추를 측굴함으로써 거의 완전히 이완시킬 수 있기 때문에〔이른바 책상다리(cross legged)가 가능하게 됨〕 요통, 신경 증상이 경감하게 된다. 저자의 경험에서는 비교적 만성 경과를 취하고 있는 요통 환자에게서 이 현상을 볼 수 있다(그림 I-34).

배부근(back muscle)군(요부)

Kapandji는, 배부근군의 구조를 심층면, 중간층면, 표재층면으로 구분하였다. 심층면은 척주근군으로 이루어져 있고, 근군은 척주에 직접 붙어 있기 때문에 척추주위근(paravertebral muscle)이라 불리고 있다. 척추주위근 중 내측 근육〔횡돌기극근(transversospinalis muscle), 극간근, 극근〕의 주행은 짧고, 그 외측에 있는 최장근, 장늑근은 긴데, 척주기립근(erector spinae muscle)으로 불리는 근군으로 분화가 진행된 새로운 근계열이며, 직립 자세에 불가결한 근육으로 체간 하부의 골반 부근에서 하나가 되어 천극근(sacrospinal muscle)으로 천골 · 장골에 강력하게 부착하고 있다.[36] 중간층면은 하후거근만으로 이루어져 있다. 이 근육은 척추주위근의 바로 후방에서 광배근의 앞에 있고, 제12흉추와 제1~3요추의 흉요근막으로부터 나와 제12~9늑골에 붙어 있다. 천층면은 광배근으로 구성되어 있고 두꺼운 요배근막(lumbodorsal fascia)에서 시작하여 상방외측으로 비스듬히 주행(oblique)하여 척추주위근 모두를 덮고 상완에 붙는다.[37]

배근군의 요부에서의 기능은 기본적으로는 요추의 신전에 관여하며 천골이 고정되면 요추와 흉추를 각각 요천관절(lumbosacral joint)과 흉요관절(thoracolumbar joint)로 강력하게 신전시켜 더욱 요추의 전만을 증가시킨다. 배부근군은 요부 척주를 똑바로 하는 것이 아니라 젖혀진 형태가 되어 요부 척주의 전만을 강하게 하는 작용을 한다. 또한 제3요추는 흉부 배부근군과 하방에서 천골 · 장골로부터 오는 근육 · 인대가 붙어 있으므로 요부 만곡의 정점과 일치하고 있어 건강한 사람은 제3요추 추체 상면과 하면이 평행, 수평이다(그림 I-35).[38]

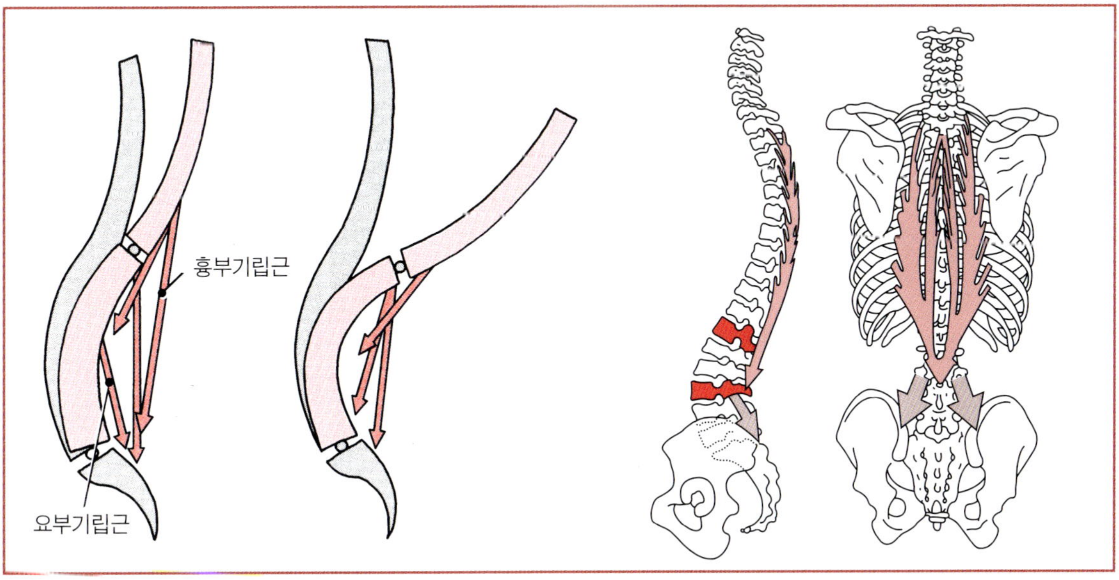

그림 I-35 **배부근군의 요부에서의 기능**
기본적으로 요추의 신전에 관여하며 천추가 고정되면 요추 · 흉추는 각각 요천관절, 흉요관절로 강력하게 신선되어 한층 더 요추의 전만을 증강시킨다.

(2) 임상적 의의

요통 및 고관절증(coxarthrosis)

일반적인 요통에 관하여

요통을 호소하는 질환에 관해서는 교과서에 기재된 것과 같이 추간판탈출증을 비롯하여 수많은 질환이 있는데, 여기에서는 개개의 질환에 관해서는 설명하지 않고 요부 척주와 장요근의 관계로부터 비롯되는 통증에 관하여 고찰한다.

앞에서 기술한 바와 같이 건강한 사람은 기립상태에서 제3요추 추체 상면과 하면이 평행, 수평인 데 반해 요통을 호소하는 증례에서는 중립 기립 자세에서의 요추 측면 X선상을 살펴보면 요부 척주는 전만이 증가되어 있는 것을 많이 볼 수 있고, 또한 제3요추는 수직선(perpendicular)에 대해 어느 정도 기울어져 있다는 것을 알 수 있다.

요통이 발생하고 있는 증례는 임상적으로는 앞에서 기술한 바와 같이 기립 자세를 유지하기 위해서 단일관절근인 장골근은 하지를 안정시키기 위해 고관절의 움직임을 제한하는 작용을 하고, 이것에 다관절근인 대요근의 구축이 더해져 보다 요추의 전만이 증가하고 환측으로 기울며 상체는 건측으로 회전한 상태가 된다.[38, 39] 또한 배부근의 어떠한 원인에 의한 긴장이 요부 척주의 과신전을 발생시켜 요추의 전만이 한층 더 증

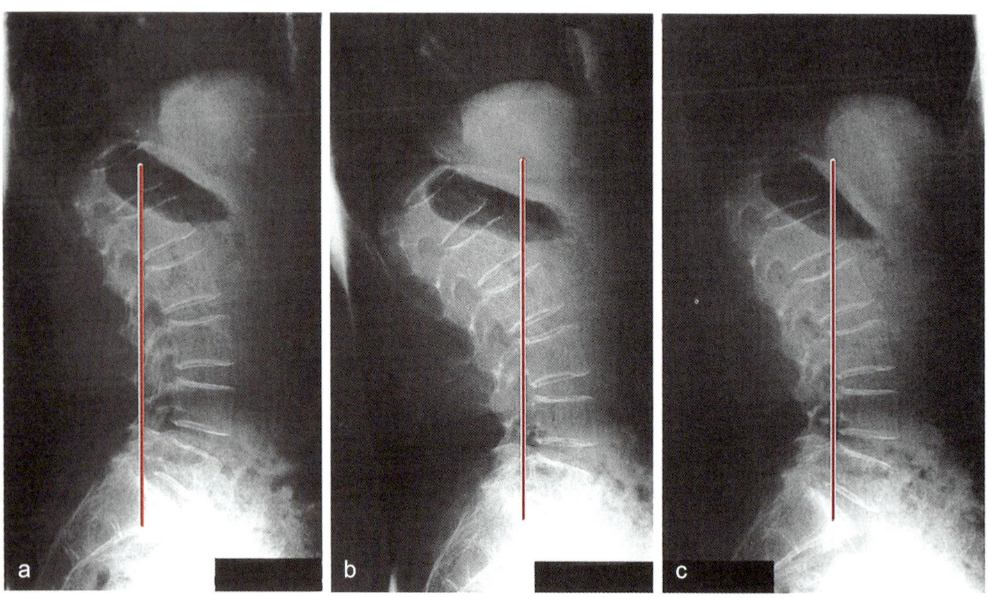

그림 I-36 기립 자세 척주 측면상, 요통 증례(68세 여성)
중립 기립 자세와 기립 과신전위에서 거의 같은 자세(요부 척주의 전만)를 나타내고, 전방굴곡상태에서도 요부 척주의 전만을 많이 나타낸다.
a. 중립 기립 자세, b. 입위 신전 c. 입위 굴곡

가되는 것으로 추측된다. 실제의 임상 예에서 환측으로의 측만, 상부 요추의 건측으로의 회전이 관찰된다. 환자의 기립 자세에서의 X선 측면상에서 자연 기립와 최대 신전위가 거의 동일한 커브를 나타내는 경우는 자주 있고, 요통 완화 후에는 분명하게 다른 소견을 나타낸다. 이 현상은 강한 요추의 전만이 교정되지 않고 기립 자세를 유지하고 있다는 것을(골반의 경사로 교정하고 있다) 의미하는 것으로 장요근, 요배부 기립근의 구축이 주된 요인으로 생각된다(그림 I-36).

이와 같은 증례에 있어서 장요근, 요배근을 이완시켜 스트레칭하는 방법, 환측 장요근의 스트레칭(메디컬 스트레칭)은 요통에 대해서 매우 효과적이다.

스트레칭법

목적으로 하는 요배근군과 장요근에 대해서 실시한다.

저자는 우선 배부근군을 충분히 이완시킨 후 장요근의 스트레칭을 하는 것이 요추의 과도한 전만을 교정하는 좋은 방법이라고 생각하고 있다.

① 배부근군의 스트레칭

환자를 앙와위로 하여 요추의 전만이 증가되어 있는 것을 확인한다. 척주가 정상적인 상태에서는 기립 자세에서 요추의 전만이 다소 강하게 있어도 앙와위를 취하면 요추의 전만은 소실하여 요추와 침대 사이에 틈이 보이지 않는 것이 보통이다. 이 현상은 인간이 기립 자세에서는 중력에 맞서 일어서려고 하므로 척주를 안정시키기 위해서 근육은 긴장하지만, 앙와위를 취하면 중력 부하가 거의 없으므로 요추의 전만이 소실되는 것이라 생각된다. 그러나 항상 요통을 호소하는 증례나 기상 시에 요통이 있는 중년 여성은 앙와위에서도 요부의 전만이 명확하게 나타난다.

한쪽씩 교대로 무릎당기기를 실시한다. 앙와위에서 한쪽 무릎을 양손으로 감싸고, 무릎이 충분히 흉벽에 밀착하도록 굴곡하여 20초간 유지하고, 그 다음 무릎을 신전한다. 2~3회 좌우 교대로 이 기법을 실시한다. 다른 쪽 무릎은 신전한 상태로 있는다. 절대로 양측을 동시에 실시하지 않는다. 요추를 가능한 한 신전상태에서 배근군의 스트레칭을 실시하는 것이다(요부를 신전상태로 둠으로써 근육의 길이를 가능한 한 이완시킨 상태에서 스트레칭을 실시하는 것이 필요 : 이관절근 스트레칭의 원리). 또한 요배부근의 구축이 강한 증례에서는 수축 · 이완 스트레칭(contract-relax stretching)에 의해, 즉 슬굴곡상태에서 보조자는 무릎을 가슴에 가볍게 누르듯이 힘을 주고 환자에게는 이것에 저항하여 무릎을 밀도록(고관절을 신전) 지시하고(이것을 2초×2~3회), 이 기법에 의해 한층 더 무릎이 가슴에 붙기 쉬워진다는 것을 가르친다. 배부근군의 스트레칭을 충분히 한 후에(즉, 앙와위로 요추와 침대의 사이에 틈이 없어지는 것을 확인한다) 환자를 침대에 앉게 하여 다시 무릎당기기를 하도록 지

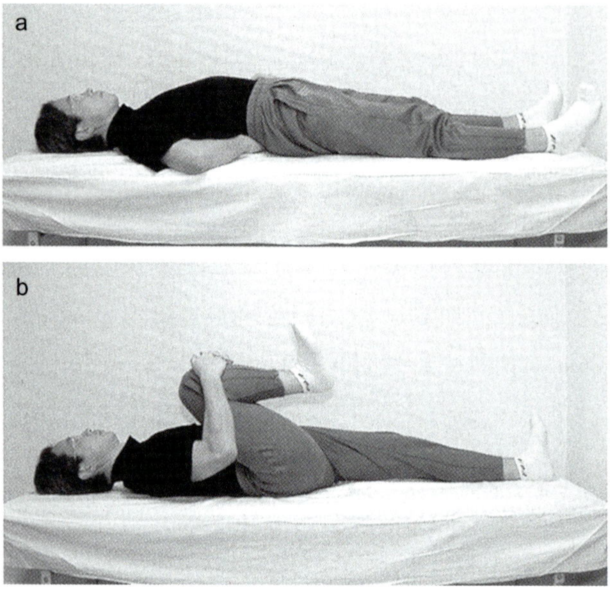

그림 I-37 **배부근의 스트레칭 기법**

a. 요추의 전만이 심할 때는 앙와위에서 침대와 요부에 틈이 생겨 손이 들어간다.

b. 배부근의 스트레칭 : 앙와위에서 한쪽씩 슬관절굴곡상태로 최대한 가슴에 닿도록 무릎을 당긴다(15~20초간×2~3회). 구축이 강한 증례에서는 수축 · 이완 스트레칭을 하면 쉽게 무릎이 가슴에 닿게 된다.

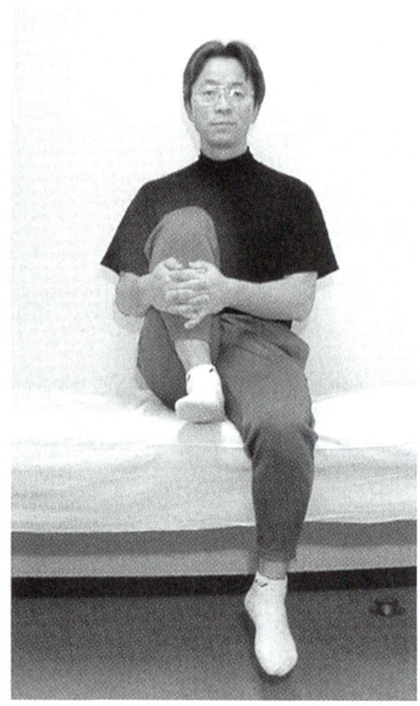

그림 I-38 침대에 앉게 하여 다시 무릎당기기를 하도록 지시하고 이 자세에서 골반의 움직임이 용이해지기 때문에 충분히 무릎이 가슴에 닿는 것을 확인한다.

시하고, 걸터 앉은 자세에서 골반의 움직임(pelvic tilting)이 용이해지기 때문에 충분히 무릎이 가슴에 닿는 것을 확인한다(그림 I-37, 38). 다음으로 장요근의 스트레칭을 실시한다.

② 장요근의 스트레칭

환자를 침대에 걸터 앉게 하고 하퇴를 늘어뜨려서 한쪽씩 고관절이 굴곡 120°가 되는 것 같은 자세를 취해(장요근을 이완시킨 상태) 고관절을 내외회전상태로 교정하면서 그 관절운동범위의 증가를 도모한다. 10~20초간 여러 차례 실시한다(그림 I-39).

환측의 책상다리가 편하게 취해지는 자세(책상다리 체조)

환자를 침대에 걸터 앉게 하여 건측 하지를 늘어뜨리고 환측은 책상다리를 하는 자세를 한쪽씩(고관절 굴곡, 외회전 · 외전을) 침대 위에서 하게 한다. 상반신을 전방굴곡, 건측으로 회전하면서 환측의 무릎 위에 환측의 팔꿈치를 가볍게 얹듯이 환측으로 누른다. 이 자세를 20~30초간 유지하고, 그 다음 서서히 상체를 원래의 상태(직립)로 되돌림으로써 장요근의 스트레칭 효과를 얻을 수 있는 것을 확인할 수 있다. 즉, 책상다리가 가능해져 충분히 대퇴 외측이 침대에 밀착될 수 있다(그림 I-40).

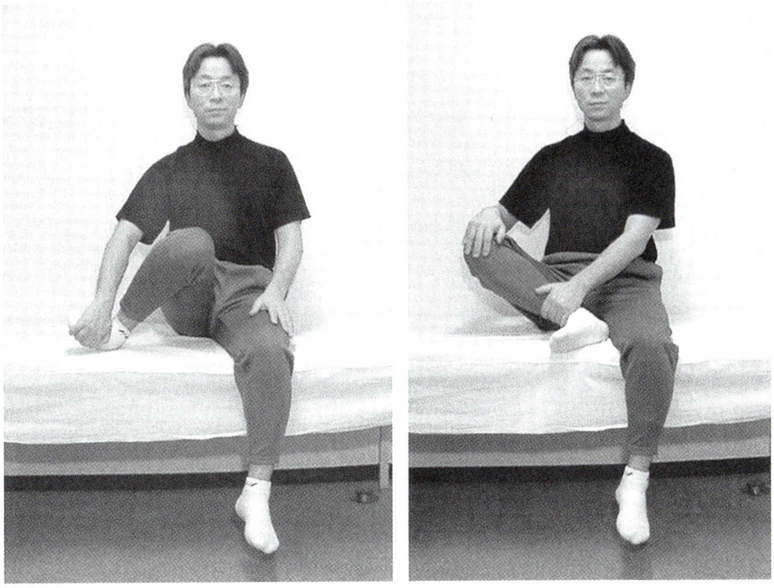

그림 I-39 앉은 자세 고관절 굴곡 120°에서의 고관절 내외회전
침대에 걸터 앉은 상태에서 고관절 120° 굴곡위치로(장요근을 충분히 이완시킨 상태) 고관절을 내외회전을 서서히 시행한다(메디컬 스트레칭).

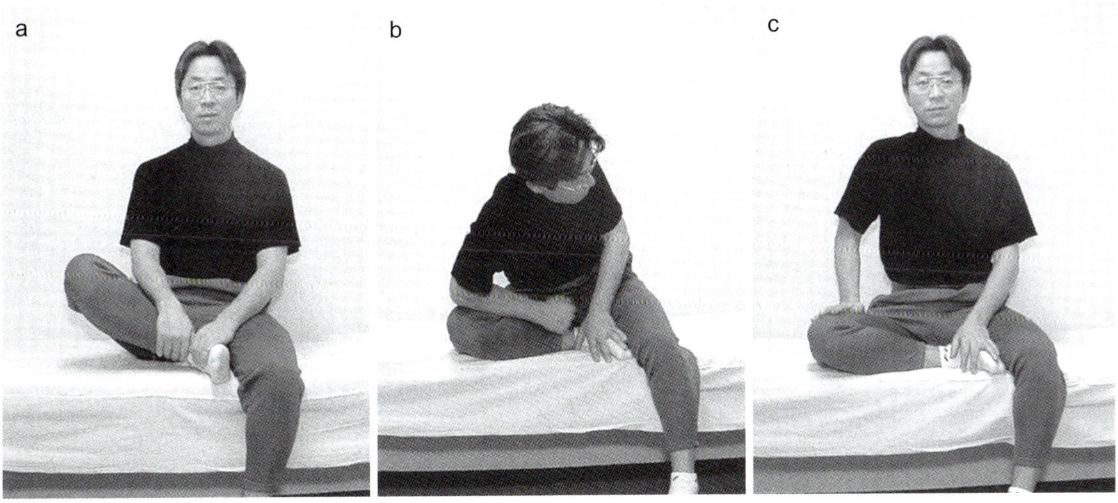

그림 I-40 책상다리 체조
a. 장요근의 구축이 심할 때는 책상다리가 잘 되지 않는다(대퇴부 외측이 침대에 닿지 않는다).
b. 상체를 가능한 한 전방굴곡하여 주관절을 무릎 위로 올리고 상체를 건측으로 회전하면서 환측으로 넘어뜨리는 것 같은 자세를 취해 그 자세를 15~20초간×2~3회 유지한다(장요근의 메디컬 스트레칭).
c. 스트레칭 후 책상다리가 완전히 가능해지는 것을 확인한다(장요근의 구축이 완화된다).

이 책상다리 자세는 장요근이 충분히 이완되어 있으므로 이 스트레칭은 통증 없이 쉽게 할 수 있다. 그 결과 요추의 심한 전만은 개선되어 이른바 요통도 경감되는 것을 경험하고 있다.[40), 41)] 저자들은 기본(routine) 평가로써 스트레칭 전후에 중립 기립자세, 체간전방굴곡, 체간신전을 실시하게 하여 관절운동범위 개선 정도를 확인하고 있다.

요통을 호소하는 증례의 초진 시, 스트레칭을 실시하여 통증이 완화된 직후 척추의 X선 검사(자연기립자세 : 정측)를 실시하여 요추전만(lumbar lordosis)의 감소, 측만의 교정, 척추의 회전, 또한 골반의 정면(앙와위)에서의 좌골 열공의 비대칭성 개선 등의 변화를 확인하고 있다(그림 I–41).

노화에 의한 요통

노화에 의한 척추 변형의 주된 것은 원배(round back), 척추후만증(kyphosis), 척추전만증(swayback), 퇴행성 척추전방전위증(degenerative spondylolisthesis)에 의한 요추전만 증가, 변형성 척추증(spondylosis deformans) 등이다. 이 변형이 심해지면 교정은 매우 어려워지지만 예방적으로 일상생활을 지도함으로써 어느 정도 진행을 억제하는 것은 가능하다고 생각한다.

① 원배(round back)

이것은 고령자에게 잘 나타나는 자세인데, 보통 환자는 의사로부터 자세를 고치라고 지도를 받고 있다고 말하고 있다. 그러나 어떻게 지도를 받고 있는지는 불분명한 경우가 많다. 환자를 앉은 자세 또는 기립 자세의 측면에서 관찰하면 척주에 대해서 두부가 전방에 위치하고, 경추는 전방굴곡상태를 취하고 있는 경우가 많고 약 5kg이나 되는 두부는 요부로부터 올린 중심선에서 상당히 전방에 있다. 이 상태로 일상생활을 하고 있다는 것은 당연한데, 척추 · 견갑골을 중심으로 한 근육(척주기립근군), 견갑골을 안정시키는 여러 근육들(견갑거근, 능형근, 전거근)의 피로 취약화 · 위축이 생각되어[42)] 견갑대에서 서술한 바와 같이 이러한 여러 근육을 움직이는 근육의 재교육이 필요하다(그림 I–42).

이 두부의 교정 시에는 필연적으로 요추–골반을 포함한 정렬(alignment)의 교정이 필요하게 되어 복근 강화에 의한 골반의 전방기울기 감소를 도모한다. 복와위(prone position)에서 적어도 경흉추부를 똑바르게 신전할 수 있으면 척추의 골성 변화가 아직 적어 교정이 가능한 것으로 판단하고 있다(그림 I–43).

② 척주후만증(kyphosis)

이것은 골다공증에 의한 흉추 압박 골절〔설상 변형(wedge deformity)〕에 의한 것으로 생각된다. 이 상태가 장기적으로 계속되면 상 · 하의 추체골절이 병발할 위험성이 있으므로 골다공증의 약물요법을 병용하는 것이 우선이지만, 이 설상 변형 추체

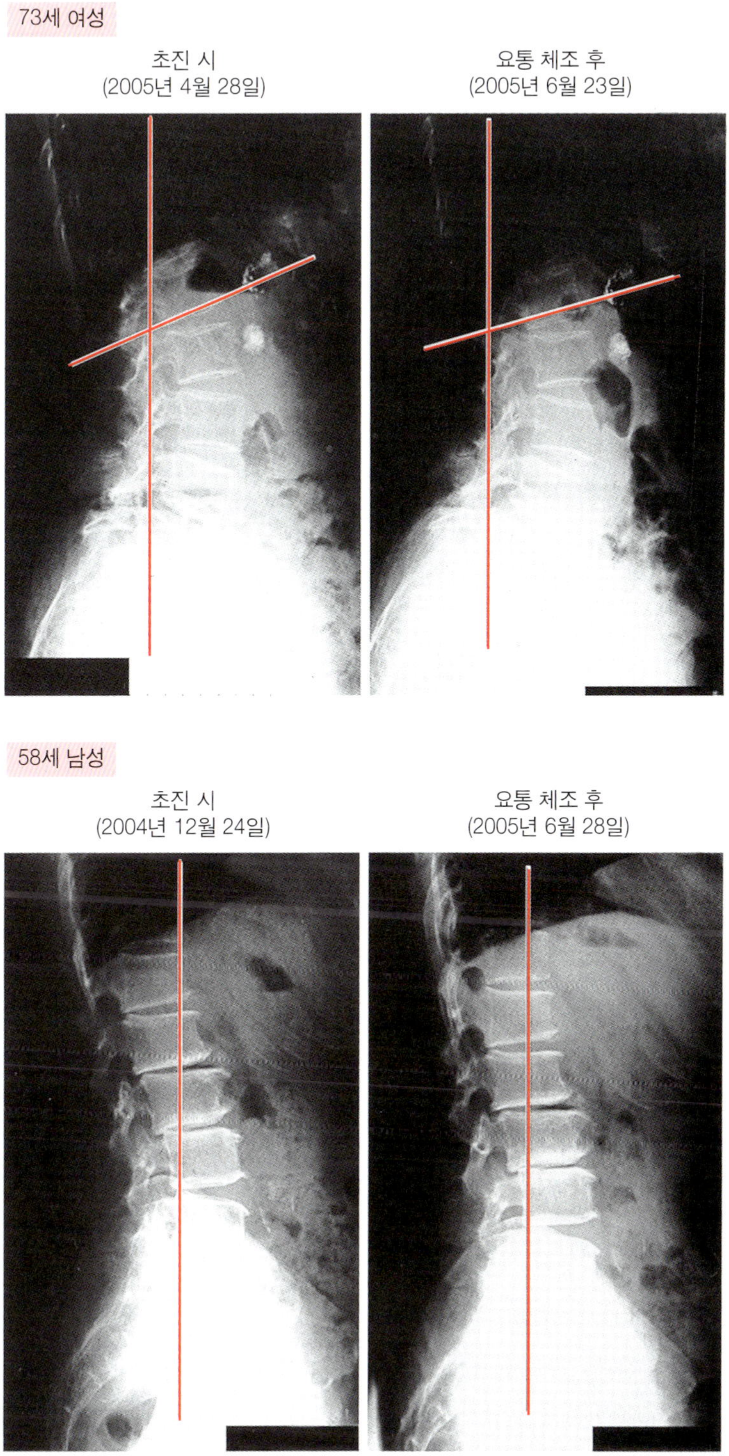

그림 I-41 요통의 두 증례(73세 여성, 58세 남성)에서 스트레칭 전후의 X선상

약물요법을 실시하지 않고 배부근, 장요근의 스트레칭과 골반기울기 운동(pelvic tilting exercise)(복근의 재교육)에 의해 요통은 완화되고 자세가 개선되었다.

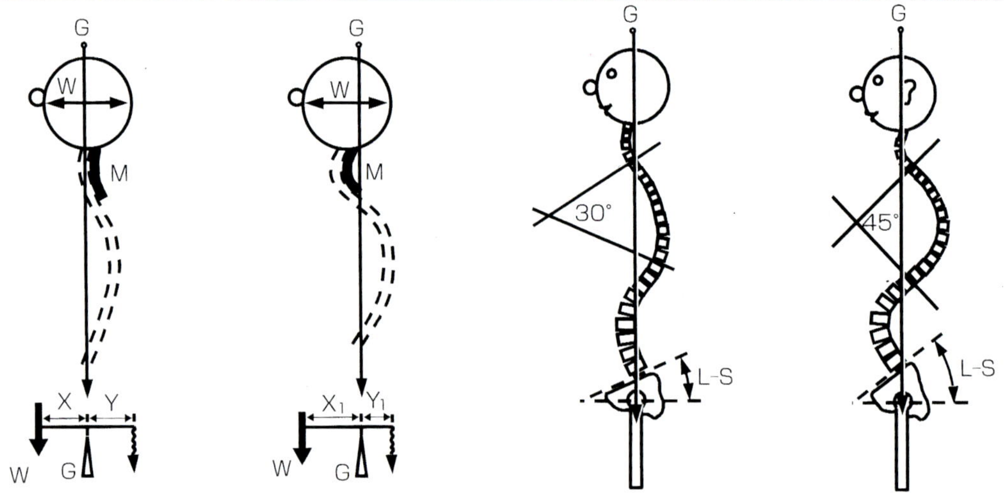

경부 지지와 중심과의 관계
W : 머리무게, X : 중심과 머리의 중력까지의 거리, Y : 중심부터 근조직까지의 거리, M : W를 지지하는 근긴장

요천각에 의해 정해지는 척주의 만곡
척주의 만곡은 요천각에 의해 정해지고, 요추의 전만, 흉추의 후만, 경추의 전만, 머리 위치 등에 크게 영향을 미치고 있다.[42)]

그림 I–42 **노화에 의한 자세의 변화와 요통의 관계**

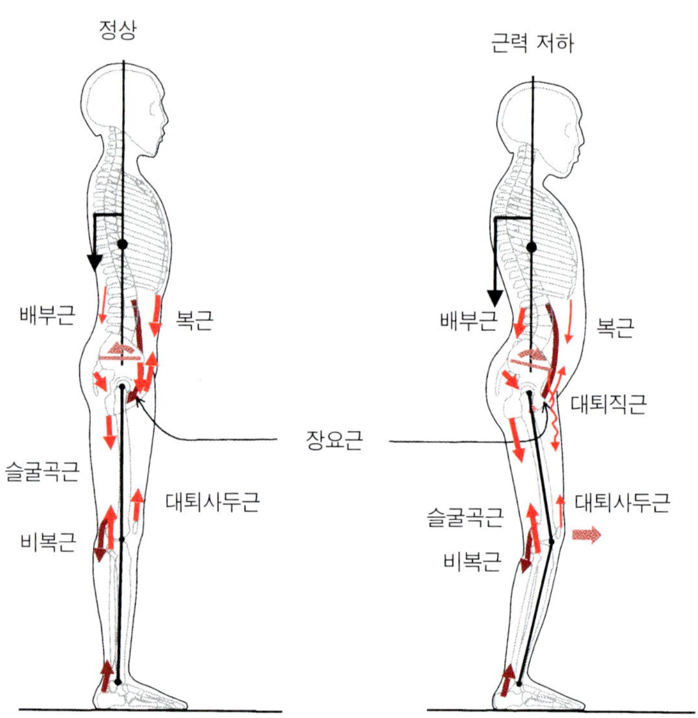

그림 I–43 **자세와 근육의 관계**
노화에 의한 근육의 위축에 의해 이른바 원배를 초래한다. 두경부의 전방기울기, 복근의 취약화, 장요근의 구축에 의한 요추의 전만, 골반의 전방기울기, 또한 슬굴곡근의 구축, 대퇴사두근의 위축에 따른 고관절, 슬관절의 굴곡 구축 등은 지상 중력에 맞서 기립 자세를 취하기 위한, 그리고 균형을 유지하는 능력저하에 의한 자세의 변화를 나타낸다.

지도 전 (2001년 10월 31일) 지도 후 (2005년 2월 19일)

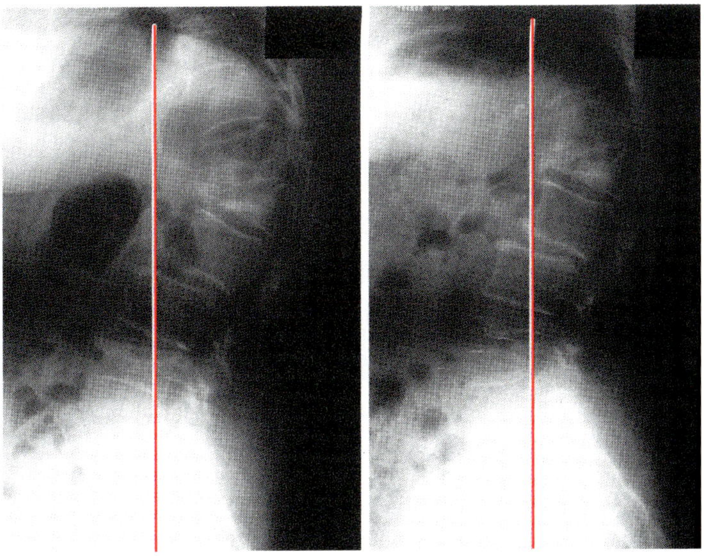

그림 I-44 압박 골절 후의 요통(72세 여성)
요통, 골다공증 예방 교실에 적극적으로 참가(배근, 장요근의 스트레칭, 배근, 복근 근력 강화)함으로써 요추 전만 감소와 흉추부의 배근 근력이 향상되어 요통이 개선된 증례

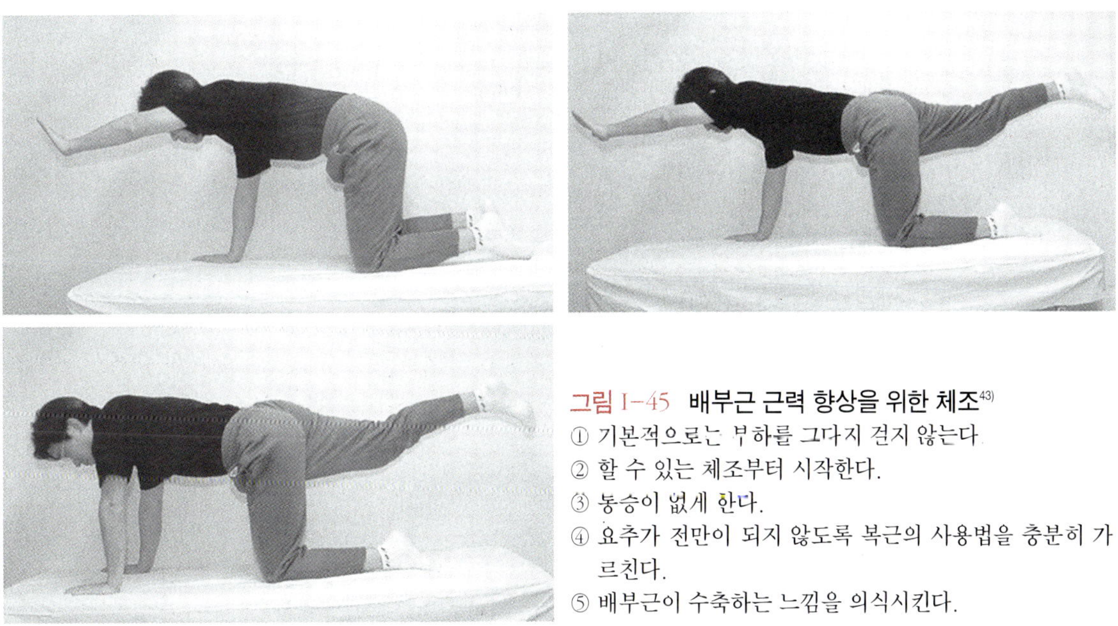

그림 I-45 배부근 근력 향상을 위한 체조[43]
① 기본적으로는 부하를 그다지 걸지 않는다.
② 할 수 있는 체조부터 시작한다.
③ 동승이 없게 한다.
④ 요추가 전만이 되지 않도록 복근의 사용법을 충분히 가르친다.
⑤ 배부근이 수축하는 느낌을 의식시킨다.

이상과 같은 체조를 3~4주 실시하여 이 체조의 요령을 체득하도록 중점적으로 지도한다. 이것이 가능해지면 기립 자세에서도 이 체조가 가능해지므로 일상생활 중에서 무의식적으로 근육 활동이 개선된다.

의 정렬을 바꾸는 것도 필요하다. 이것은 앞에서 기술한 원배에 대한 운동 지도와 같지만, 이환된 추체의 레벨에 따라 다르므로 이 점을 충분히 고려할 필요가 있다(그림 I-44). 본 증례에 대해서는 적극적인 배부근 근력 강화 체조를 지도하고 있다. 요통 예방 교실에서 상부 배부근의 근력 테

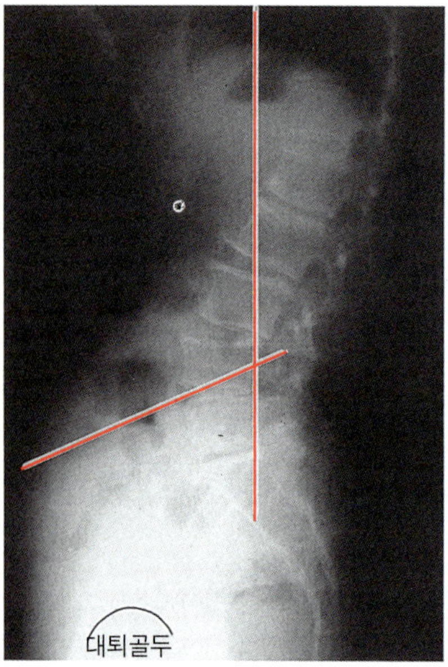

그림 I–46 Swayback(72세 여성)
무력체형(asthenic type)에서 볼 수 있고 장요근, 상부배근, 외복사근이 약한 증례에서 골반은 후방으로 기우는 경향을 나타낸다. 인간이 기립 자세를 유지하기 위해 골반전방기울기, 요추전만 자세를 장시간 취하는 것은 어렵다.

스트로써 이 체조는 유용하고, 때로는 무리하게 강제적으로 하지 않고 몇 초간 이 자세를 취할 수 있는 레벨부터 지도하고 있다(그림 I–45).[43]

③ 척추전만증(swayback)

이것은 무력체형(asthenic type)에서 볼 수 있는 증례로, 장요근, 상배부근, 외복사근이 약한 증례에서, 골반이 후방으로 기우는(posterior inclination) 경향을 보이고 내장하수증(splanchnoptosis)도 동반되는 경우가 많다. 인간이 기립 자세를 유지하기 위해 골반 전방기울기, 요추전만 자세를 장시간 취하는 것은 어렵다. 증상이 가벼운 시기부터 장요근, 상배부근, 복근의 일반적인 강화가 필요하다고 생각한다(그림 I–46).

④ 퇴행성 척추전방전위증(degenerative spondylolisthesis)에 의한 요추전만 증가

이것은 중 · 고령의 여성에게 잘 나타나는 증례이다. 원래부터 있던 퇴행성 척추전방전위증에 근력 저하가 더해지고, 게다가 비만까지 합병되어 있는 경우가 많다. 기립 자세 X선상에서 요추전만 증가를 확실하게 볼 수 있으며 척주 측면 동태 촬영(dynamic view)에서 중립 기립 자세의 소견이 과신전한 상태와 거의 같은 소견을 보이는 경우가 많다(그림 I–47).

⑤ 변형성 척추증(spondylosis deformans)

척주의 가동성이 비교적 좋은 증례는 앞에서 기술한 이른바 요통 시 배부근의 스트레칭(앙와위에서의 한쪽씩 무릎당기기), 장요근의 스트레칭(책상다리 체조)과 골반기울기 운동(pelvic tilting exercise)을 주체로 복근의 재교육이 좋은 적응이 된다.

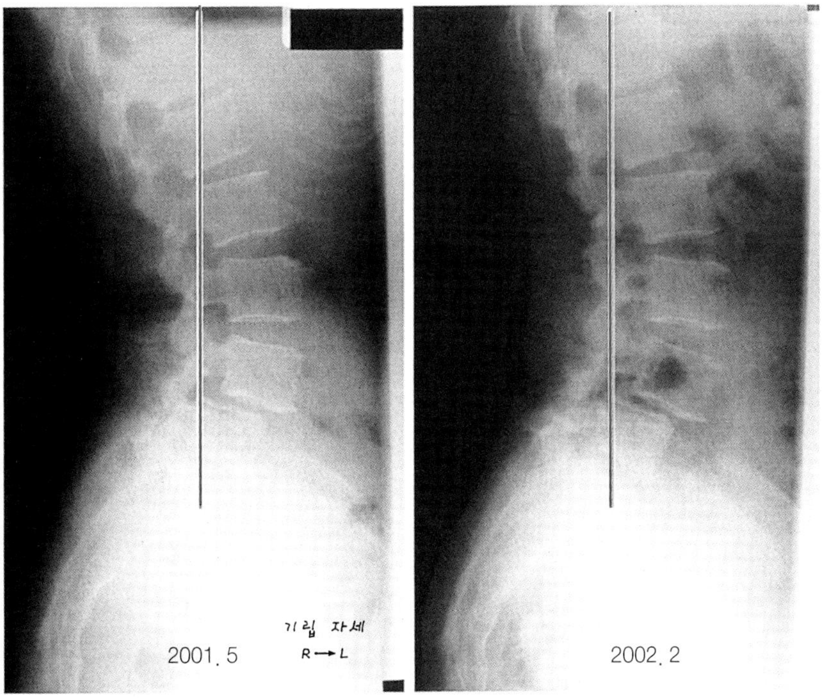

그림 I-47 **퇴행성 척추전방전위증(47세 여성)**
배부근의 스트레칭과 복근 근력 향상을 적극적으로 실시한 증례

체중조절(BMI : 23~24를 목표로 하여)이 필수적이다.

복근의 재교육

요통 환자에게 갑자기 복근 강화를 강요하는 것은 실행하기 어렵다. 저자는 우선 골반기울기 운동부터 시작한다.

① 골반기울기 운동(pelvic tilting exercise)

우선 배부근의 스트레칭을 충분히 실시하여 근육의 유연성을 준비한다. 환자에게 앙와위를 취하게 하고 양쪽 슬관절을 약 90° 굴곡상태로 한다. 우선 요부를 바닥으로 누르도록 한다. 이 느낌을 충분히 머릿속에 그리게 한다. 다음으로 둔부를 약간(약 수 ㎝) 위로 들어 올리도록 한다(항문을 닫듯이, 치골을 위로 올리는 느낌). 이 때 바닥으로 등을 누른 상태를 유지하는 것이 중요하다(그림 I-48). 이와 같은 움직임(허리를 올리거나 내리거나 하는 것)에 의해 골반이 움직이는 것을 충분히 체득시킨다. 이 동작은 근력이 필요 없고 골반을 움직이는 동작을 체득시키는 것이 중요하여, 일단 이 요령을 알면 쉬워진다. 보통 이것을 7~8회 반복함으로써 이 동작이 가능해진다. 이 동작은 하부 복근의 수축에 의해 배부근이 이완되는 것을 의미하는 것으로, 요부 척주 전만의 교정을 조절할 수 있을 것으로 생각한다. 또한 앙와위에서 충

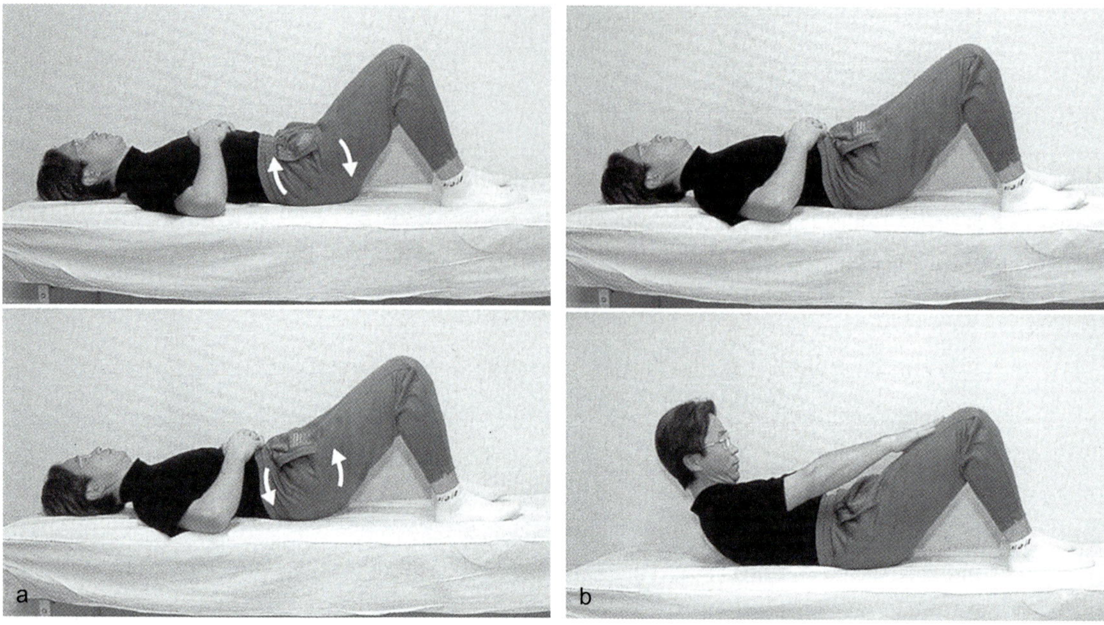

그림 I-48 골반기울기 운동과 복근 운동

a : 골반기울기 운동 · 앙와위에서 슬관절 굴곡상태로 하여 골반의 전방기울기, 후방기울기(전방 회전, 후방 회전) 운동을 실시한다. 배부는 침대에 확실히 붙인 상태에서 배를 들어가게 하면서 엉덩이를 약간 들었다 내리는 운동.

b : 복근 운동 · 양 상지를 펴서 손을 대퇴의 전면에 올리면서 배꼽을 보도록 상체를 일으킨다. 이 때 복근을 만져 보고 충분히 단단해졌는지 확인한다. 시행 횟수보다 지속 시간(최대 목표 60초간)이 중요하다.

분히 이 기법을 체득할 수 없을 경우에는 침대에 걸터앉게 하여 실시하면 잘 이해하고 체감할 수 있는 경우가 많다(그림 I-49).[43), 44)] 이 동작이 가능해지면 배부근의 긴장 저하를 손으로 느낄 수가 있고 요추의 전만은 교정되어 있다. 그렇지만 이 때 기립 자세를 취하게 하면 다시 배부근의 긴장과 요추의 전만이 재현되는 것을 자주 볼 수 있다. 이와 같은 현상은 그 환자의 오랜 생활습관(자세)을 의미하는 것으로, 기립 자세를 취한 순간에 원래대로 돌아가는 것으로 생각한다.

이러한 증례에서는 끈기 있게 배부근의 이완을 반복하도록 지도하고 완성되어 있는 뇌의 소프트웨어를 바꾸도록 하는 것이 중요하다. 하나의 방법으로써 저자는 앙와위에서의 무릎당기기와 장요근의 스트레칭을 충분히 실시한 후 기립 자세에서 신체 전방굴곡을 하도록 지도하는데, 이 때 완전하게 몸을 이완시켜 두부를 앞으로 낮추면서 몸을 전방굴곡시켜 가도록 지시한다. 이것은 보통 전방굴곡할 때는 몸을 낮추면서 배부근 · 복근 모두 근육 활동이 일어나지 않기 때문으로, 이 느낌을(배부근을 이완시키는) 체득시키도록 근육을 재교육하는 것이다.

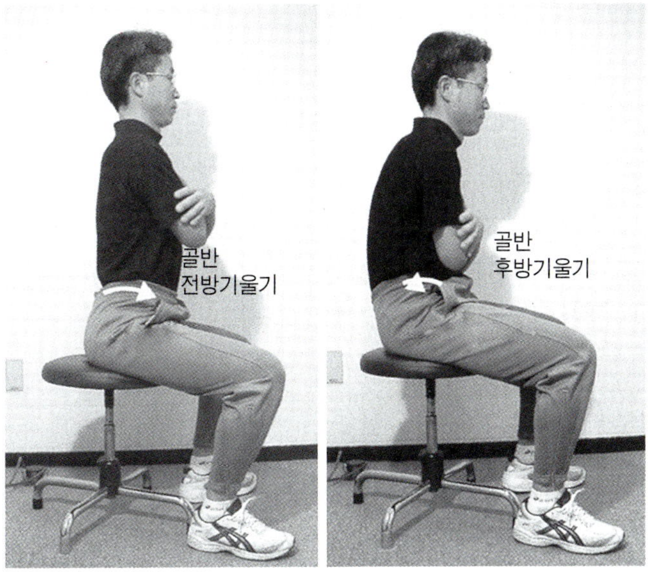

그림 I-49 의자에 앉은 자세에서의 골반기울기 운동

② 복근 운동(그림 I-48)

이 골반기울기 운동이 충분히 가능해지면 복근의 수축 훈련을 시작한다. 이것은 골반을 조금 들어 올린 상태에서 자신의 배꼽을 보도록 머리를 들어 올린다. 손은 똑바로 펴서 대퇴의 전면을 미끄러뜨리듯이 하면서 상배부를 한층 더 올리도록 한다. 이 때 자신의 손으로 복근이 충분히 단단해져 있는 것을 확인시키는 것이 중요하다. 요통의 복근 훈련은 결코 횟수가 아니라 지속 시간이라고 생각하고 있다. 건강한 사람은 약 1분간 가능하다. 기립 보행이 가능하면 복근의 기능은 있다고 생각해야 하는 것으로, 자신의 의지로 복근의 수축을 조질힐 수 있도록 하는 것이 중요하다. 스포츠 선수의 복근 훈련과는 질이 다른 것이라고 생각한다. 우리는 태어나 성인이 되어 일상생활을 하는 과정에서 거의 복근을 의식하지 않고 활동시키고 있고, 노화에 따라 근육은 서서히 위축되어가고, 또한 뇌 · 척수 · 신경 · 근육에의 소통성도 나빠지고 있다고 생각하므로, 이 작용을 의식시킴으로써(근육의 재교육) 복근이 기능하게 된다고 생각한다. 특히 기립 자세에서 이 동작을 할 수 있는 것이 바람직하다. 실제로 건강 증진의 현장에서 이것이 충분히 나타나고 있다. 통증을 남기는 근육 트레이닝이 아니라 무리가 없는 움직임 속에서 근육 활동을 회복시키는 것이 중요하다.

◎ 변형성 고관절증(arthrosis deformans coxae)

고관절통, 관절운동범위 제한, 하지 길이의 비대칭성, 환측 고관절의 내전, 굴곡 구축, 통증성 파행(claudication)은 본 질환의 전형적 증상인데, 전기, 초기, 진행기, 가끔 말기에 있어서 조금 견해를 바꾸어 근육의 기능 해부측면에서 관찰하면 흥미로운 현상이 밝혀지게 된다. 앞에서 기술한 바와 같이 고관절 120° 굴곡상태를 취하면 장요근은 완전히 이완된 상태가 되므로 침대 위에서 하지를 늘어뜨린 상태에서 고관절을 가능한 한 굴곡하여 하지를 유지하면서 고관절을 내회전, 외회전시키면 서서히 가동역을 확대할 수 있다. 이것은, 고관절을 안정시키고 있는 인대〔장골대퇴인대(iliofemoral ligament), 좌골대퇴인대(ischiofemoral ligament), 치골대퇴인대(pubofemoral ligament)〕는 기립 자세에서는 모두 긴장하지만, 고관절 굴곡상태에서는 이완되기 때문에 이 때의 관절운동범위 제한은 근육의 구축이 크게 관여한다. 따라서 관절운동범위가 개선됨에 따라 보행 시의 통증도 감소되고 요추전만의 강한 파행도 경감되어 걷는 모습도 좋아지는 것을 때때로 경험한다(그림 I-50, 51).

스트레칭법

환측 고관절에 강한 구축이 있는 경우는, 환자 자신이 시행하는 것은 곤란하지만, 관절운동범위가 비교적 유지되어 있는 증례에서는 초기에는 앙와위에서 고관절을 최대 굴곡하도록 한 후 고관절을 서서히 내회전, 외회전을 시킴으로써(스트레칭 : 10~20초×여러 차례) 관절운동범위가 증가한다. 가벼운 구축 예에서는 책상다리 체조가 효과적이다(앞에서 기술).

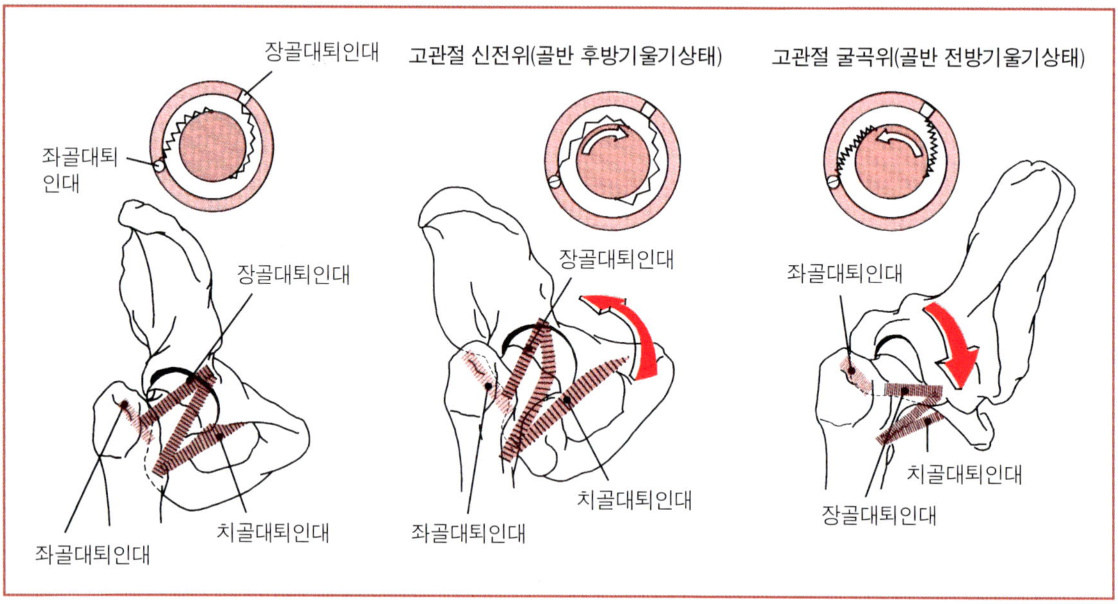

그림 I-50 고관절을 둘러싸는 인대

장골대퇴인대, 좌골대퇴인대, 치골대퇴인대는 고관절 신전상태에서는 모두 긴장도가 증가되어 있지만 고관절 굴곡상태에서는 모든 인대가 이완된다. 따라서 고관절을 충분히 굴곡상태로 유지하면서 고관절의 외회전, 내회전을 서서히 시킴으로써 장요근의 스트레칭(메디컬 스트레칭)이 용이해진다.[49]

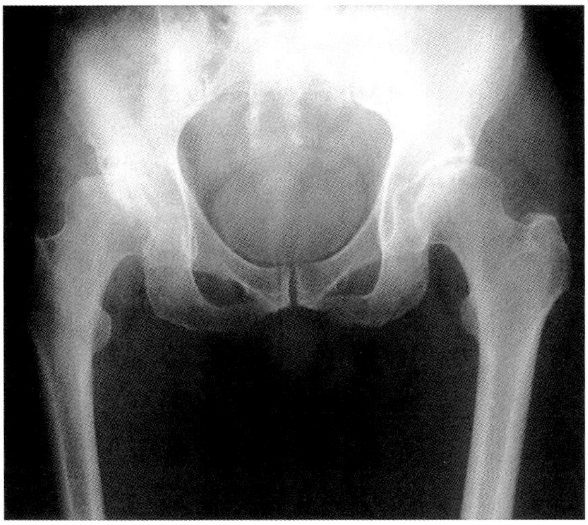

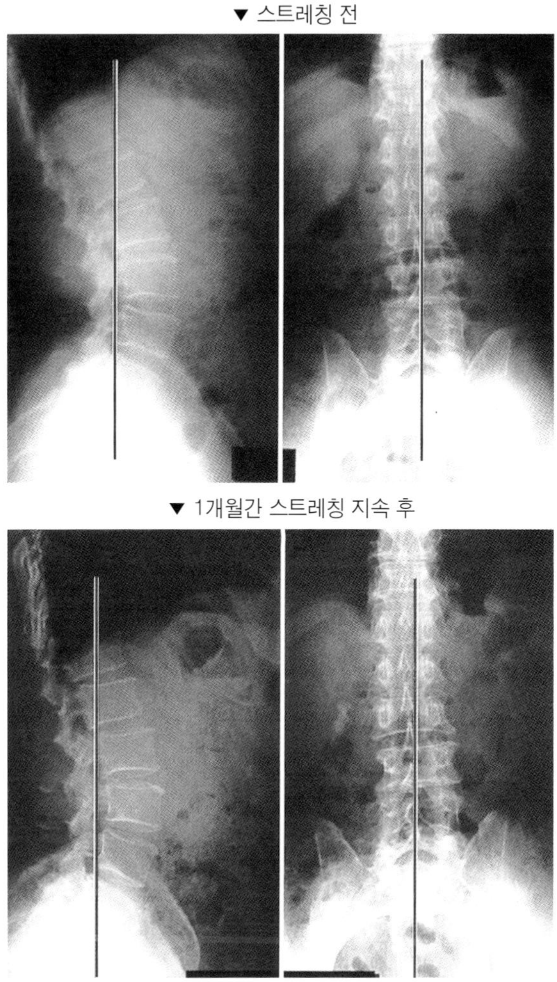

그림 I-51 우측 변형성 고관절증(63세 남성)
요통을 주소로 내원. 요부 척주의 전만 증대가 강하게 보이는데, 장요근의 스트레칭에 의해 요통의 개선과 요부 전만의 개선이 나타난다.

심한 구축이 있는 경우는 고관절을 최대한 굴곡상태를 유지하면서, 의사가 그 강도를 인식하며 내회전 및 외회전 교정력을 조정해 나가면(contract-relax stretching) 관절 운동범위를 얻을 수 있다. 고관절의 굴곡이 가능하다는 것은 골성 경직이 일어나지 않았다는 것을 의미하는 것인데, 필요에 따라 X선 투시하에서 확인하는 것도 좋다.

저자는 변형성 고관절증의 증례에 대한 근해리술[45] 시에 대퇴골의 소전자에 붙어 있는 장요근건 절제 후 고관절의 내외회전 관절운동범위 개선을 자주 경험하고 있고 수술 다음날부터 요통이 경감되는 것은 이것을 의미하는 것이라고 추측하고 있다. 또한 이 장요근의 스트레칭에 의해 요추의 운동범위 개선과 서혜부 외측 1/3의 통증, 압통의 경감을 볼 수 있고 동시에 외측대퇴피신경, 대퇴신경의 피부 영역의 지각 이상, 대퇴신근군의 압통의 경감과 슬관절통의 경감, 무릎의 신굴곡이 가능해지는 등의 현상이 보이는 것은 장요근이 서혜인대를 통과하는 주변에서 근구축과 장요근의 주행이 과도하게 긴장하기 때문에 발생하는 대퇴신경의 과민성이 감소되기 때문이라고 생각한다. 인간이 기립 자세에서 여러 가지 동작을 할 수 있는 대신에 요부, 고관절, 대퇴, 무릎, 하퇴, 발에 생체공학적인 여러 가지 운동 질병이 초래되는 것을 생각해 보면 흥미롭다.

고관절 주변 : 해부학적 특징(그림 I-52)

앞에서 기술한 장요근은 척주와 하지를 연결하여 고관절과 함께 밀접하게 기능하는 근육군인데, 재차 고관절을 중심으로 하여 그 해부학적 특징을 서술한다.

대전자(greater trochanter) 주변의 근육군은 대퇴근막장근, 대둔근, 중둔근, 소둔근, 이상근이다.

- **대퇴근막장근**

기능적으로는 이관절근으로, 상부전방 장골릉(iliac crest)의 외순(external lip) 전방, 장골의 전연에서 기시하여 대전자의 아래 대퇴 중 1/3의 위치에서 장경인대(iliotibial tract)로 이행한다. 때문에 이 근육은 이관절근의 기능을 갖고 고관절의 굴곡 · 외전 · 내회전의 보조, 슬관절 신전에 작용한다. 특히 직립상태에서의 외전 작용은 중둔근의 1/2의 근력을 가지고 그 작용을 강력하게 돕는다. 또한 골반을 안정시킨다. 그리고 무릎의 신전에 작용하여 슬관절 굴곡상태에서는 단지 하나의 굴근으로, 외회전근으로써의 작용도 있지만 완전히 신전하면 무릎을 고정하는 기능을 가지고 있다고 되어 있다.[47]

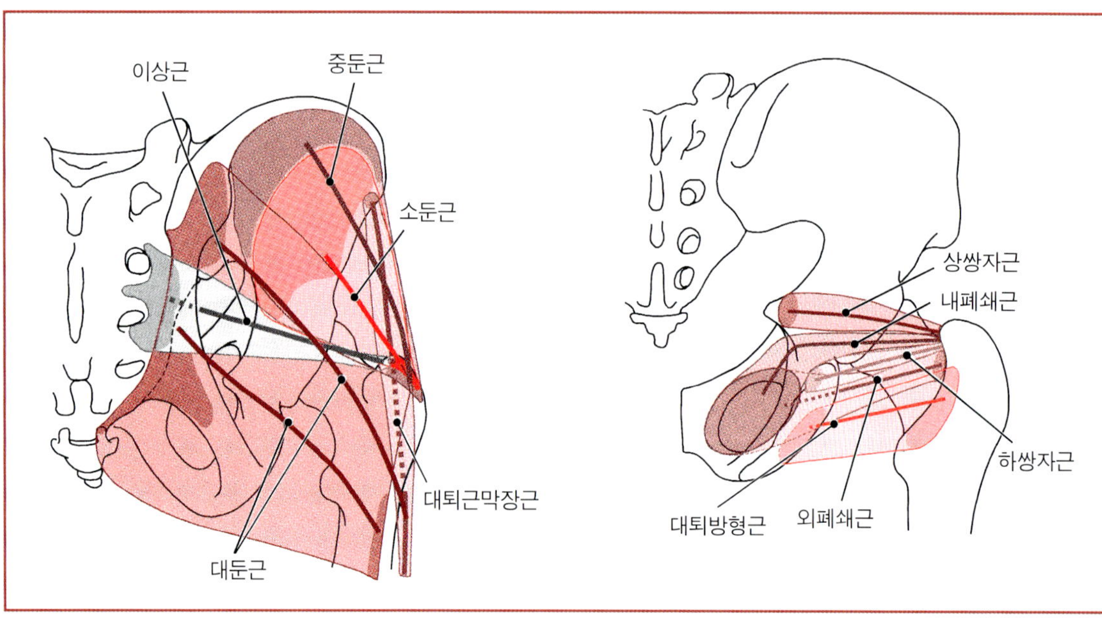

그림 I-52 고관절 주변의 해부도

• **대둔근**

표재부는 장골릉, 후장골극(posterior iliac spine), 미골(coccygeal bone)에서, 심부는 후둔근선(posterior gluteal line), 장골익(iliac wing), 천결절인대(sacrotuberous ligament), 둔근건막(gluteal aponeurosis)에서 기시하여 상부는 장경인대로 들어가고 하부는 둔근조면(gluteal tuberosity)에 부착한다.

기능은 주로 고관절의 신근과 외회전근으로 작용한다. 또한 내전 · 외전 작용도 한다.

• **중둔근**

위에는 장골릉과 후둔근선에서, 아래에는 장골 외측면과 둔근건막에서 기시하여 대전자의 외측면에 부착한다. 그 기능은 전부(前部)에서는 내회전근, 굴근으로써 후부(後部)에서는 외회전, 신근으로써 전체적으로는 외전근으로 작용한다.

• **소둔근**

장골 외측면에서 전둔근선(anterior gluteal line) 및 하둔근선(inferior gluteal line) 사이 부분, 대좌골절흔(greater sciatic notch)에서 기시하여 대전자의 전연에 부착한다. 이 근육의 기능은 고관절의 외전과 내회전이다.

• **이상근**

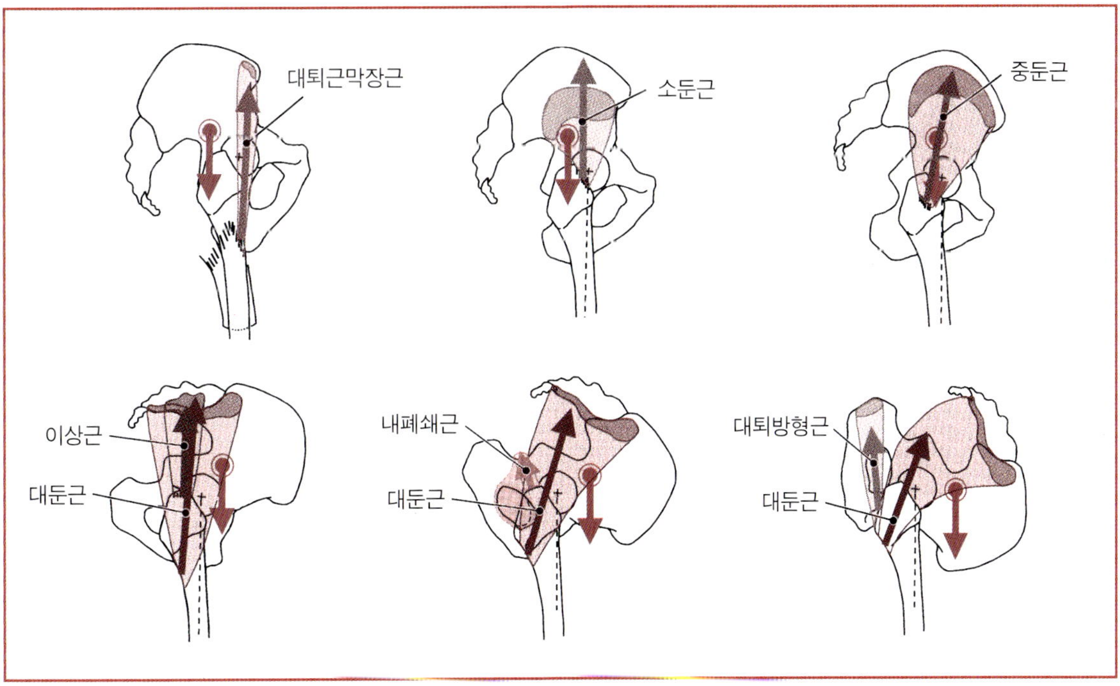

그림 I-53 **편측 기립 자세 시 외전근의 연속적 보충 활동**

한쪽 다리로 설 때 고관절의 굴곡 각도에 따라 중심선의 방향이 달라지는 것에 주의해야 한다.[49)]

천골골반면(sacropelvic surface), 대좌골공(greater sciatic foramen) 가장자리, 천결절인대에서 기시하여 대전자의 상연에 부착한다. 기능은 기립상태에서 대퇴의 외회전과 외전이다.

- **하지대 복측근**

쌍자근, 내폐쇄근, 대퇴방형근, 외폐쇄근, 기능적으로는 외회전근이다.[48)]

한쪽 다리로 섰을 때 신체 중심선의 위치가 고관절과의 관계에서 근육의 기능이 바뀌는 것을 알아야 한다. 고관절질환에서 외전 근력의 강화가 이루어지고 있는데, 보행 시와 측와위에서는 고관절의 외전운동에 작용하는 근육군의 기능에 주의를 기울일 필요가 있다. 고관절 신전상태에서는 중심선은 양 고관절을 연결하는 횡단축의 후방에 있어 소둔근이 작용한다. 중심선이 고관절을 연결하는 축 위에 있을 때 중둔근이 작용한다. 골반이 전방으로 기울어지면 대둔근, 이상근, 내폐쇄근, 대퇴방형근이 점증적으로 외전 · 신전 작용으로써 기능한다(그림 I–53).[49)]

6) 슬관절

(1) 해부학적 특징

이 부분을 구성하는 대표적인 근육은 슬관절의 근위부에서는 대퇴골 전면은 슬관절 신전근인 대퇴사두근(대퇴직근, 대퇴내측광근, 대퇴중간광근, 대퇴외측광근), 봉공근, 그리고 외측에 대퇴근막장근, 후면에는 슬관절 굴곡근인 이른바 슬굴곡근(대퇴이두근, 박근, 반건양근, 반막상근)이 있다. 무릎 원위부 전면에는 무릎 운동에 관여하는 것은 없고, 후면에는 비복근, 가자미근, 족저근, 슬와근을 들 수 있다.

이 중 슬관절을 안정화시키는 단일관절근 중 신전근은 대퇴내측광근, 대퇴중간광근, 대퇴외측광근이며, 굴곡근은 슬와근이다.

슬관절의 기능에 중요한 작용을 하는 이관절근인 대퇴직근은 무릎의 신전뿐만 아니라 고관절의 굴곡 · 신전에도 크게 관여하고 있다. 또한 슬관절 굴곡 시에 이 근육의 유연성의 중요성이 강조된다. 또한 이관절근인 대퇴이두근, 박근, 반막상근, 반건양근은 고관절 굴곡 각도와의 관련성에 대해서 파악하고 있어야 한다. 또한 대퇴근막장근은 고관절의 외전근으로써 중요한 역할을 하는데, 슬관절 최종 신전 시에 대퇴사두근을 돕고 대퇴이두근의 슬관절외회전도 돕는다. 의자에서 일어날 때 슬관절의 신전 작용에도 영향을 준다. 반막상근, 반건양근, 박근, 봉공근, 슬와근은 슬관절 굴곡상태에서 내회전 작용을 한다.

- **대퇴직근**

이관절근에서 직두(straight head)는 전하장골극(anterior inferior iliac spine)에, 반전두(reflexed head)는 관골구(acetabular) 상연에 기시하고, 중간광근, 내측광근, 외측광근은 단일관절근으로 각각 대퇴골의 고유 부위에 기시한다. 이들 네 개의 근육은 공통의 건을 이루어 슬개골(patella)에 종지하고, 또한 이 건속(tendon bundle)은 슬개인대(patellar ligament)에 계속되어 경골조면(tibial tuberosity)에 부착한다. 슬관절 굴곡상태 시, 대퇴직근은 이관절근이기 때문에 고관절 굴곡상태에서 스트레칭하기 쉽다. 다리를 길게 뻗고 앉은 자세에서 무릎을 깊게 굴곡하는 것은(무릎당기기) 대퇴사두근에 효과적인 스트레칭이 된다.

- **봉공근**

이관절근에서 전상장골극(anterior superior iliac spine)에 기시하여 대퇴 전면을 비스듬하게 넘어 경골 표재층 거위발(pes anserinus)에 이른다. 기능으로써는 무릎을 굴곡하고 내회전근으로 작용하고 또한 고관절을 굴곡한다. 무릎내측 통증의 원인으로써 이 근육의 구축에 의한 것이 있으며 다리를 길게 뻗고 앉은 자세에서 슬관절 굴곡에(무릎당기기) 의해 통증이 감소되는 경우가 있다. 슬관절증이 있는 경우 슬내반 굴곡 변형이 일어나지 않도록 주의 깊은 관찰이 필요하다.

슬관절 굴곡에 작용하는 근육군으로는 대퇴이두근, 반건양근, 반막상근이 있다.

- **대퇴이두근**

대퇴 후외측에 있으며, 장두는 이관절근으로 좌골결절에 기시하고, 단두는 단일관절근으로 대퇴조면 중 1/3에서 기시하여 비골두(fibular head)에 종지한다. 기능으로써는 장두는 고관절을 거쳐 대퇴신전, 슬관절 굴곡에 작용하고 하퇴를 외회전한다.

- **반건양근 · 반막상근**

대퇴의 후내측에 있는 이관절근이며, 좌골결절에서 각각 경골 표재층 거위발, 심층 거위발에 부착한다. 기능적으로는 고관절에서 신전에, 슬관절에서는 굴곡 · 내회전에 작용한다. 이른바 슬굴곡근인 대퇴이두근, 반건양근, 반막상근은 이관절근이므로 다리를 길게 뻗고 앉은 자세에서 슬관절을 깊게 굴곡함으로써 이완상태가 되어 스트레칭을 쉽게 할 수 있다(그림 I-54~56).[50)]

대퇴의 내전에 작용하는 근육군은 박근을 제외하고 모두 단일관절근이며 외폐쇄근(external obturator muscle), 치골근, 단내전근, 장내전근, 소내전근, 대내전근이다.

- **외폐쇄근**

폐쇄공(obturator foramen)의 내측 골연의 외면과 폐쇄막(obturator membrane)에

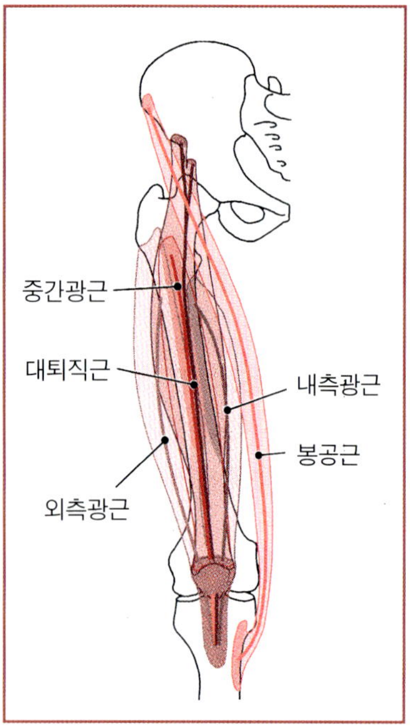

그림 I–54 **대퇴 전면의 근육군**

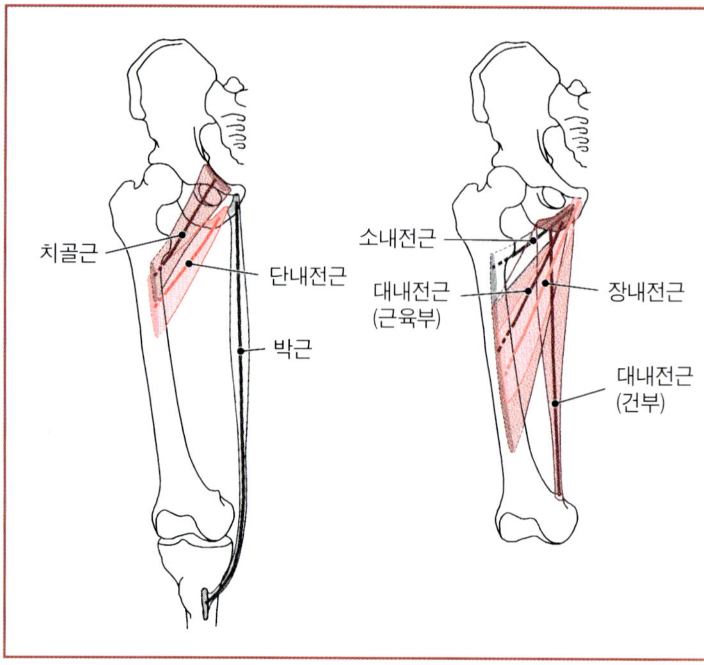

그림 I–55 **대퇴의 내전근군**

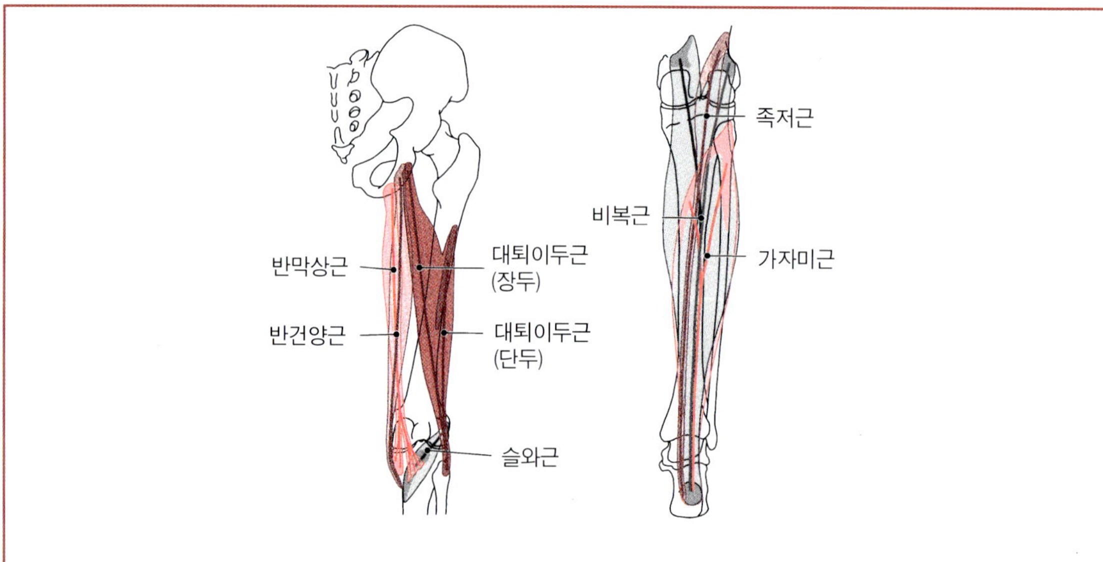

그림 I–56 **대퇴 · 하퇴 후면의 근육군**

서 기시하여 전자와(trochanteric fossa)에 부착한다. 단일관절근으로, 기능은 대퇴의 외회전, 약한 내전 작용을 한다.

- **박근**

치골하지(inferior ramus of pubis)에서 기시하여 대퇴의 표재층 거위발에 부착한다.

이 군에서 오직 하나의 이관절근이다. 기능은 슬관절 신전에서는 내전, 고관절 굴곡에 작용하고 또한 슬관절을 굴곡한다.

- **치골근**

치골즐(pubic pecten)에서 기시하여 소전자의 후방을 주행하여 치골근선(pectineal line)에 부착한다. 단일관절근으로, 기능은 고관절 굴곡, 대퇴를 내전, 약한 외회전근으로 작용한다.

- **단내전근**

치골하지에서 기시하여 대퇴골의 후면 조선(rough line) 내측순(medial lip)에 부착한다. 단일관절근으로, 기능은 대퇴의 내전 작용, 고관절의 외회전근으로, 약한 굴근으로 작용한다.

- **소내전근**

치골하지에서 기시하여 대퇴골의 후면 조선 내측순에 부착한다. 단일관절근으로, 기능은 대퇴를 내전 · 외회전한다.

- **대내전근**

치골하지, 좌골지(ischial ramus) 및 좌골결절에서 기시하며 둘로 나누어져 일부는 대퇴골의 후면 조선 내측순에 붙고, 그 외는 건이 되어 대퇴골 내측상과에 부착한다. 단일관절근으로, 조선 내측순에 붙어 있는 근육은 강력한 내전 작용을 하고 대퇴를 외회전한다. 또한 경도의 고관절 굴곡 작용을 한다. 대퇴골 내측상과에 붙는 부분은 하지가 외회전한 상태에서는 내회전근으로 작용하고 고관절을 신전한다.

- **장내전근**

치골상지(superior ramus of pubis)에서 기시하여 대퇴골의 후면 조선 내측순에 부착한다. 단일관절근으로, 기능은 대퇴의 내전 · 외회전으로 작용한다.[51)]

슬관절을 굴곡하는 근육군으로써 하퇴에서는 하퇴삼두근(가자미근, 비복근, 족저근, 슬와근)이 있다.

- **가자미근**

비골두와 비골의 후면 상부 1/3부위, 경골의 가자미근선(soleal line), 가자미근건(슬와)에서 기시하여 비복근의 종지건과 함께 아킬레스건(achilles tendon)으로써 종골융기(calcaneal tuberosity)에 부착한다. 단일관절근이다.

- **비복근**

대퇴골 내측상과와 외측상과에서 기시하여 아킬레스건으로써 가자미근과 함께 종골융기에 부착한다. 이관절근으로, 그 기능은 슬관절 신전상태에서의 족관절 저굴(plantar flexion), 보행 시, 계단 오르내릴 때 등에 있어서 족관절의 지굴을 수반하는 슬관절 굴곡이다. 단일관절근인 가자미근 작용과의 협동 작업에 의해 원활한 하지의 움직임이 가능해진다. 이 근육의 스트레칭 시에는 다리를 길게 뻗고 앉은 자세에서 슬관절을 깊게 굴곡하여(무릎당기기 운동) 족관절을 충분히 배굴함으로써 그 효과를 얻을 수 있다.

- **족저근**

  대퇴골 외측상과의 상방(上方)에서 기시하여 아킬레스건 내측연에 부착한다. 이관절근으로, 기능은 족관절의 저굴이지만 독립적인 기능은 불분명하다.

- **슬와근**

  대퇴골 외측상과에서 기시하여 경골 후상면에 부착한다. 단일관절근으로, 기능은 슬관절을 안정시키며 슬관절 굴곡, 하퇴를 내회전한다.[52]

(2) 임상적 의의

슬관절증 · O다리

변형성 슬관절증

슬관절에 어떠한 증상이 있는 증례에서는 대부분 슬관절의 신전 제한이 나타난다. 그렇지만 본인은 깨닫지 못한다. 변형성 슬관절증의 초기에는 슬관절의 운동통증을 호소하며 내원하는데, 슬관절의 경도 굴곡 구축과 경도 종창, 수종, 대퇴사두근의 위축을 볼 수 있다. 보존적 치료로 대퇴사두근의 근력 강화는 본 질병의 표준적 치료법으로 그 효과도 확인되어 있다.[53] 그렇지만 슬관절의 신전 제한에 관해서는 여러 가지 물리치료가 설명되고 있지만 그 효과가 명확하다고는 말하기 어렵다. 슬관절의 신전 제한에 대해서 교과서에는 무릎 경도 굴곡상태에서 물리치료사에 의해 피동적으로 족관절을 배굴시켜서 하퇴삼두근의 스트레칭을 하고 있는데, 경도의 경우에는 그 효과가 있지만 조금 오래 경과된 증례는 기대할 수 없는 경우가 많다.

슬관절의 신전 제한을 초래하는 메커니즘을 고찰해 보면 노화에 의한 관절운동범위의 감소에는 다관절근의 신전성 저하가 크게 영향을 미치고 있다.[54]

슬관절에서는 이관절근인 슬굴곡근과 비복근은 모두 충분한 길이와 신전성을 가지고 있지 않기 때문에, 그리고 노화에 의해 근육의 신전성이 저하되어 있기 때문에 고관절 굴곡상태, 다리를 길게 뻗고 앉은 자세에서는 슬굴곡근의 신전성에 한계가 있고 또한 비복근은 족관절의 배굴을 강제적으로 해도 마찬가지로 신전성에 한계가 있다고 생각한다. 이러한 점에서 저자들은 다리를 길게 뻗고 앉은 자세에서 슬관절을 최대 굴곡상태(고관절 굴곡위로)로 하고 족관절을 충분히 배굴시키는 기법(메디컬 스트레칭)을 개발해 좋은 결과를 얻고 있다.[55]

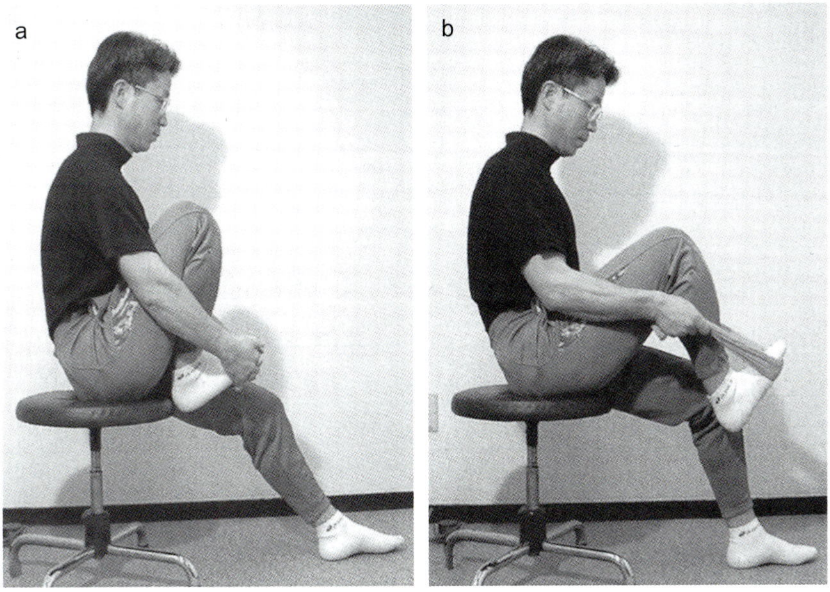

그림 I-57 **슬관절 굴곡 구축에 대한 스트레칭(메디컬 스트레칭)**
a. 슬관절을 최대 굴곡상태로 하여 족관절을 충분히 배굴시켜 20초간×2회 유지한다.
b. 슬관절 굴곡을 충분하게 하지 못하는 증례에서는 수건을 이용하여 족관절을 충분히 배굴시켜 20초간×2회 유지한다.

이 기법은 슬관절을 최대 굴곡(고관절 굴곡상태로)시킴으로써 족관절의 배굴을 강제적으로 하여 단일관절근인 가자미근을 포함해 이관절근인 비복근을 충분히 신전시킬 수 있고 또한 슬굴곡근도 충분히 신전시킬 수 있으므로 이 자세를 일정 시간 유지함으로써 이완된 슬굴곡근, 비복근에 대해서 통증 없이 충분한 스트레칭이 가능해진다(20초×2~3회). 슬관절의 충분한 신전성을 얻은 후 근력 증강 훈련이 보다 효과적이다(그림 IV-57).

O다리

노화에 의한 변형성 슬관절증에서 이른바 O다리를 보게 되는 경우가 많다. 이 사람들이 반드시 모두 젊었을 때부터 O다리였던 것은 아닐 것이며, 세월이 경과함에 따라 O다리가 된 증례도 있을 것이라고 생각된다. 이것에 관하여 근육의 기능적인 면에서 고찰해 보면 흥미롭다.

양발의 전족부(前足部)를 가지런히 하고 기립 자세를 취하면 많은 증례에서 양 대퇴골 내측상과 사이가 벌어지는 현상을 보이는데, 이 때 내전근을 작용하게 하여 다리를 모으도록 지시하면 경도의 O다리(내측상과 간 거리 : 약 1㎝)는 교정이 가능하다는 것을 알 수 있다. 이 현상에 대해서 X선으로 관찰해 보면 내전근을 수축시킴으로써 대퇴골은 외회전하여 하지의 정렬(alignment)이 내반에서 외반 방향으로 변하는 것을 알 수 있다(그림 I-58).

이것은 소 · 대내전근, 단 · 장내전근의 종지는 대퇴골의 후면 조선 내측순에 붙어서

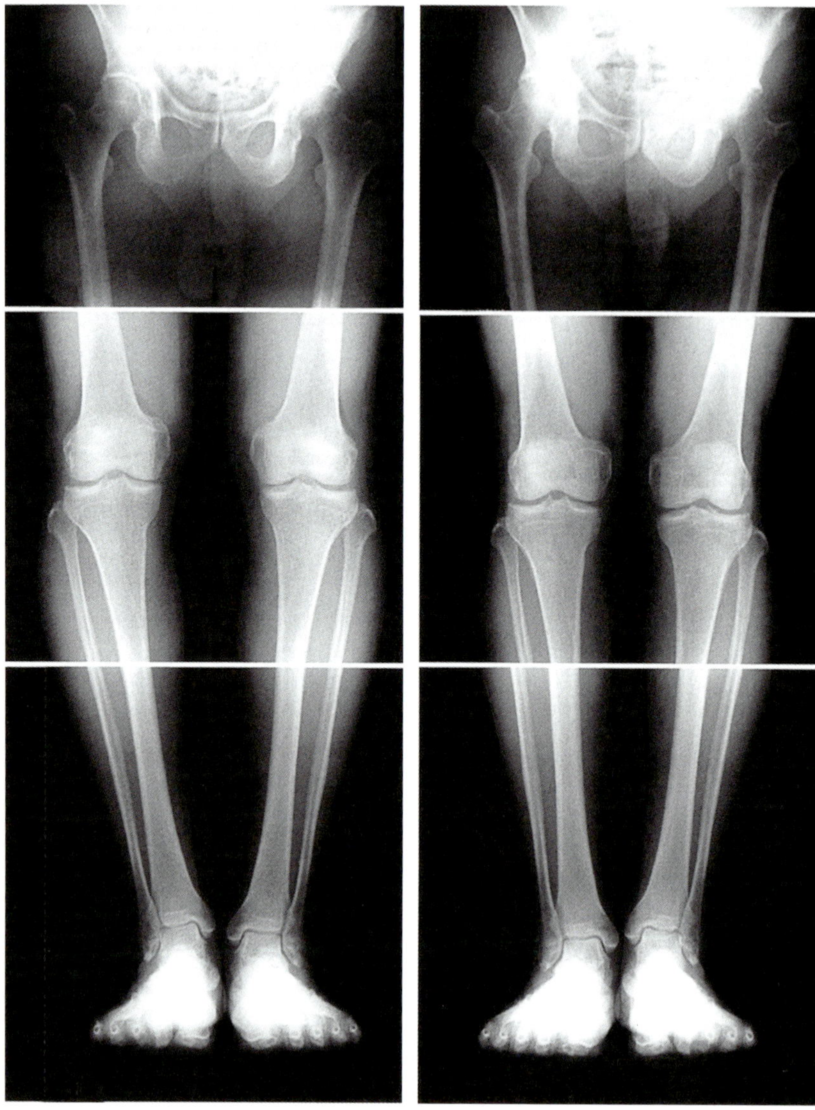

그림 I-58 기립 자세에서의 고관절 내전근군의 활동에 의한 하지 정렬의 변화
하지 내전근군의 활동에 의해 O다리 경향은 X다리 경향이 되어 고관절은 외회전하기 때문에 소전자가 충분히 관찰된다. 또한 슬개골은 외측으로 이동하는 경향을 보인다.[56]

내전근의 수축에 의해 대퇴골은 내전 · 외회전하는 것에 기인한다.[56] 또한 무릎을 약간 구부리게 하여 양 대퇴골 내측상과를 붙이면 쉽게 할 수 있지만 이 상태에서는 기립 자세를 유지할 수 없다. 이것은 내전근의 수축에 의해 골반이 전방으로 기울기 때문에 기립자세가 곤란해지기 때문이다.

변형성 슬관절증이 오래 경과되면서 하지의 근력 저하에 동반된 내전근 근력 저하는 고관절의 외회전상태, 대퇴의 개배위(abduction in flexion) 자세를 초래하며, 또한 대퇴사두근의 근력 저하, 슬굴곡근과 비복근의 신전성 저하에 의한 슬관절 신전 제한 등,

근육의 관여가 크다고 생각한다. 또한 일본의 생활습관인 마루 위에서의 고관절 내전, 굴곡, 슬관절 굴곡 자세를 장시간 유지하며 앉는 자세는 일본의 내반슬(genu varum)을 수반하는 변형성 슬관절증과의 관련도 깊다고 생각한다.[57)]

인간이 500만 년 전 사족보행을 했던 상태를 추측해 보면 고관절은 전방 개각(開角)이 적고 대퇴골 경부는 전방 염전(anteversion)이 없으며 대퇴 내전근의 작용은 약하고 무릎의 굴신축(flexion extension axis)은 관상면(frontal plane)에 위치하고 있었을 것으로 생각된다. 현대인은 이족보행을 하고 있기 때문에 고관절 전방 개각이 있고 대퇴골 경부의 전방 염전은 불과 12°, 하퇴는 20° 정도 외방 염전(extorsion)되어 있어 무릎의 장축은 크게 뒤틀려야 한다. 또한 무릎은 외반상태를 취할 필요가 있기 때문에 내전근이 발달되어 있고 또한 내전근은 대퇴골의 후방에 부착되어 있기 때문에 대퇴골은 항상 내전 · 외회전하는 기능을 가지고 있는데, 노화에 의해 원시적인 근육의 기능이 우선하는 형태로 되어 있다, 즉 네 발로 기는 자세를 취하게 되어 있을지도 모른다. Nagamatsu(長松)는 인간이 쪼그리고 앉는 자세를 취할 때 대퇴 · 경골 관절이 회전하는 것에 대해 기립 자세에서 관상면에서의 족관절의 축, 슬관절의 축, 고관절의 축의 차이와 고관절의 경체각(neck-shaft angle : 무릎의 외반)으로부터 하지 전체의 염전을 종합적으로 고찰하여 쪼그리고 앉았을 때 무릎의 회전은 이 결과 발생하는 것이라고 설명하고 있다.[58)] 인간이 기립 자세를 취해 이족보행을 실시함에 따라 하지의 중심이 되는 무릎은 긴 발달 과정에서 매우 역동적인(dynamic) 기능을 변화시켜 왔다고 생각

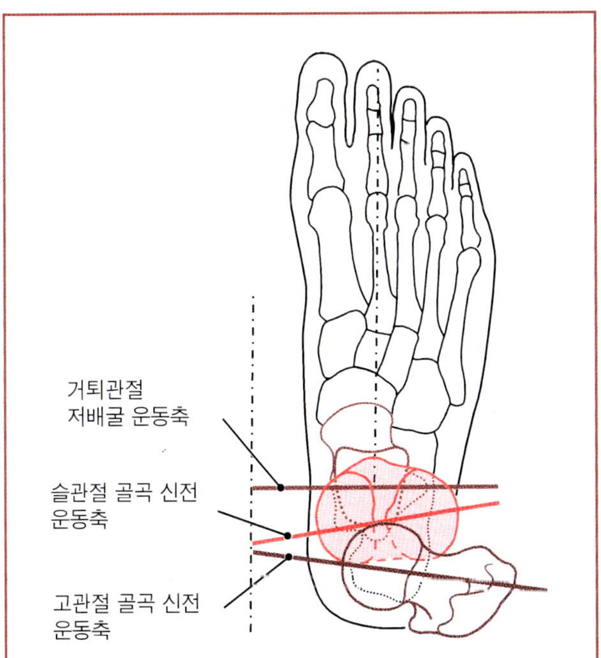

그림 I-59 **수평면에서의 발의 거퇴관절(talocrural articulation)축, 무릎의 굴곡신전관절축, 고관절의 대퇴골 굴곡신전운동축**
사람이 쪼그리고 앉았을 때 각 관절의 운동축이 달라 족관절은 바닥에 의해, 고관절은 골반에 의해 고정되기 때문에 슬관절은 경골 · 대퇴골 사이에서 회전을 강요당하게 된다.[58)]

하면 흥미롭다(그림 I–59).

청년기부터 내전근, 대퇴사두근의 신전성을 높이고 강화시키는 것은 변형성 슬관절증 발생 예방에 도움이 될 가능성이 있을 것으로 추측된다.[59]

7) 족관절 · 족지

(1) 해부학적 특징

발의 아치받침(arch support)의 대표적 근육군은 후경골근, 장무지굴근, 장지굴근, 무지외전근, 단지굴근, 단비골근, 장비골근, 소지외전근 등이 있다(그림 I–60~62).[60]

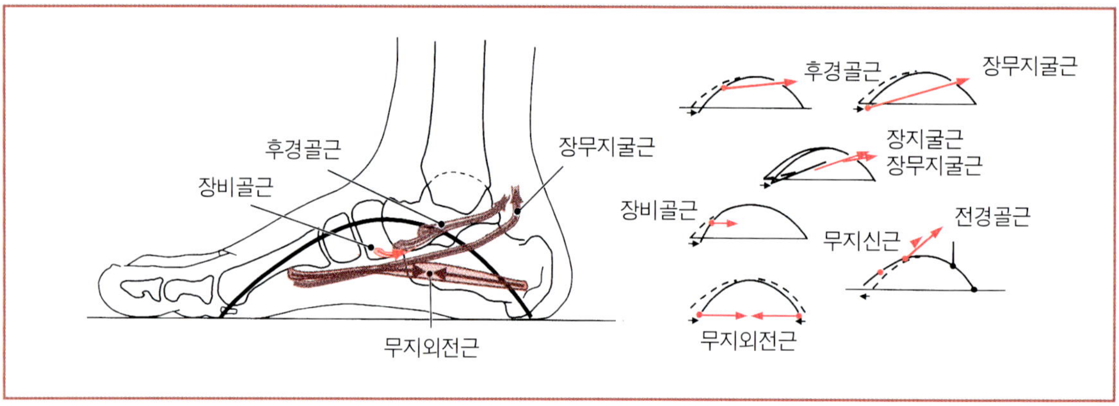

그림 I–60 족저의 내측 종족궁에 관련된 근육군[60]

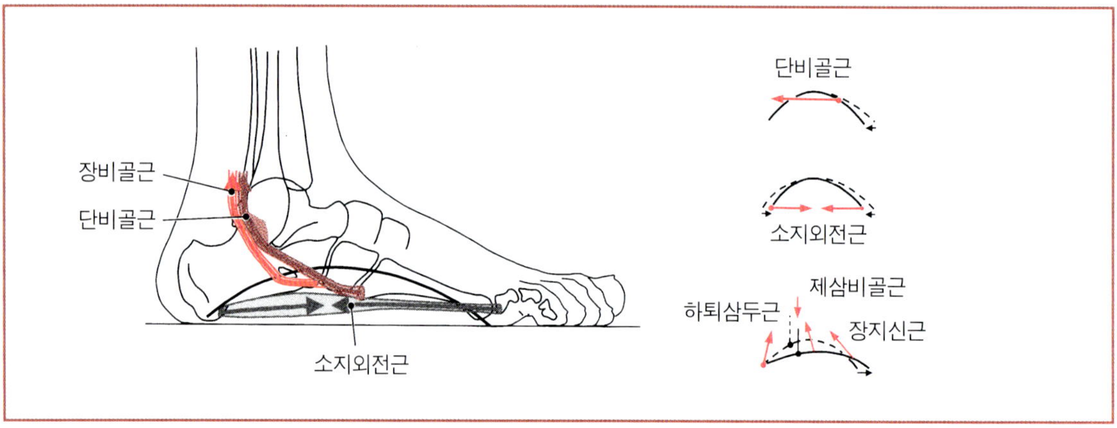

그림 I–61 족저의 외측 종족궁에 관련된 근육군[60]

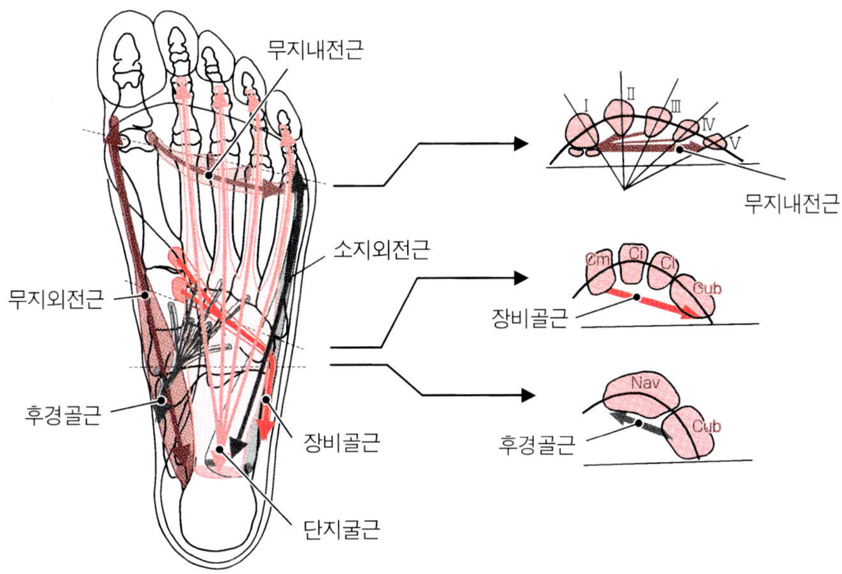

그림 I-62 족저의 횡족궁에 관련된 근육군[60)]

- **후경골근**
  다관절근이며, 골간막 및 경골 후면, 외측, 비골의 내측면 상부 2/3부위, 심횡근막(deep transverse fascia), 인접하는 근간막 중격(intermuscular membrane septum)에서 기시하며 이 근육의 건은 내측상과의 후방을 하행하고 재거돌기(sustentaculum tali)와 주상골조면(tuberosity of navicular bone)을 통과한 후 내측의 굵은 섬유단(funiculus)은 주상골조면에, 외측의 가는 섬유단은 모든 설상골(cuneiformis) 바닥면, 제2~4중족골 바닥면, 입방골(cuboid bone), 재거돌기에 부착한다.[61), 62)]

- **장무지굴근**
  다관절근이며, 비골의 후면 하부 2/3부위, 골간막, 인접하는 근간막 중격과 근막에서 기시하여 무지의 말절골(distal phalange) 바닥면에 부착한다.[62)]

- **장지굴근**
  다관절근이며, 경골 중 3/5의 후면, 후경골근을 덮는 근막에서 기시하여 제2~5지의 말절골 바닥면에 부착한다.[62)]

- **무지외전근**
  다관절근이며, 종골의 내측돌기(medial process of tuber calcanei), 굴근지대, 족저건막(aponeurosis plantaris), 인접하는 근간중격에서 기시하여 내측 종자골, 무지의 기절골저 내측에 부착한다.[61)]

• **단지굴근**

다관절근이며, 종골의 내측돌기, 족저건막, 인접하는 근간중격에서 기시하여 제2~5지의 중절골(middle phalerge) 저면에 부착한다.[62]

• **단비골근**

다관절근이며, 비골의 외측면 하부 2/3부위, 인접하는 근간중격에서 기시하여 제5중족골 저부의 외측에 부착한다.[62]

• **장비골근**

다관절근이며, 경골의 외측과, 비골두 및 비골의 외측면 상부 2/3부위, 인접하는 근막, 근간중격에서 기시하여 내측설상골(medial cuneiform bone), 제1중족골(first metatarsal)의 바닥에 부착한다.[62]

• **소지외전근**

다관절근이며, 종골의 외측돌기 및 하면, 제5중족골조면(tuberosity of 5th metatarsal bone) 및 족저건막에서 기시하여 소지의 기절골저 외측에 부착한다.[61]

(2) 임상적 의의

종골극(calcaneal spur) · 족저건막염(노화에 의한 편평족)

본 질병은 중 · 고령자에게 많이 나타난다. 발의 아치받침을 지지하는 근육군은 대부분 다관절근이므로 동적인 움직임에 대해서 충분한 기능을 발휘하는 데에는 적합하다고 생각되지만, 발의 구조 상 소관절을 고정하는 단일관절근이 적은 것은 노화에 따른 근육의 위축에 의해 특히 후경골근의 기능 저하와 족저근군의 기능 저하는 족저건막의 긴장에 과도한 부하를 초래하여 족저건막, 특히 종골융기 내측돌기 기시부에 염증을 초래한다. 기립상태에서 하중을 받는자세, 보행 시에 뒤꿈치 전체에 통증을 호소하고

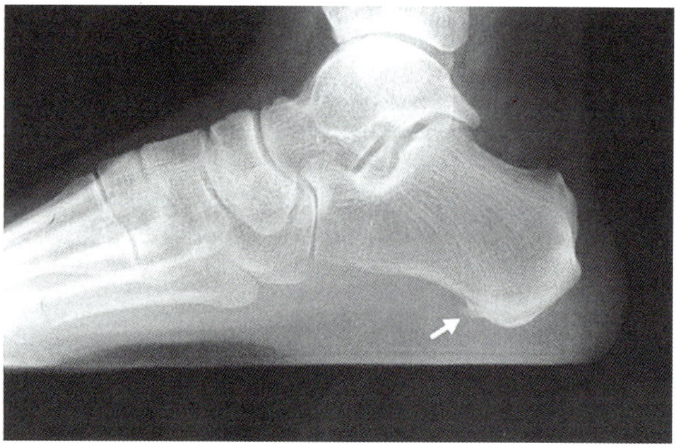

그림 I–63 종골극의 X선상(58세 여성)

그 통증은 잘 낫지 않는다. 종골융기 내측돌기 기시부에 압통이 있고 종종 X선상에서 골극을 관찰할 수 있다(그림 I-63).

이와 같은 증례에 대해서 근육학적으로 관찰해 보면 종골융기 내측돌기 기시부를 족저건막이 덮고 있는데, 단지굴근이 종골융기의 하면과 족저건막의 근위부에서 기시하여 중절골에 부착하여 중절골을 굴곡하는 작용을 하므로 이 근육의 스트레칭을 시도함으로써 종골융기 내측에 걸리는 부하가 감소된다고 생각하여 종골극이 보이고 통증이 있는 증례에 시도하여 통증의 완화를 보이고 있다.

스트레칭법

이관절근인 후경골근, 단지굴근이 이완되도록 족관절을 충분히 저굴상태로 유지하면서 제2~5지를 중족지관절(metatarsophalangeal joint)에서 강제적으로 배굴시키면(20~30초×2~3회) 단지굴근이 통증을 수반하지 않고 스트레칭(메디컬 스트레칭)할 수 있다. 그 결과 보행 시에 뒤꿈치 전체의 통증이나 압통의 감소를 느낄 수 있는 것을 경험하고 있다(그림 I-64, 65).

아치받침(arch support)의 제작

일반적으로 앞에서 기술한 증례에 대해서 아치받침이 처방되고 있지만, 반드시 일정하게 만족할 수 있는 것이 제작되지 않고 있는 것이 현실이다. 환자의 발에 적합한 모

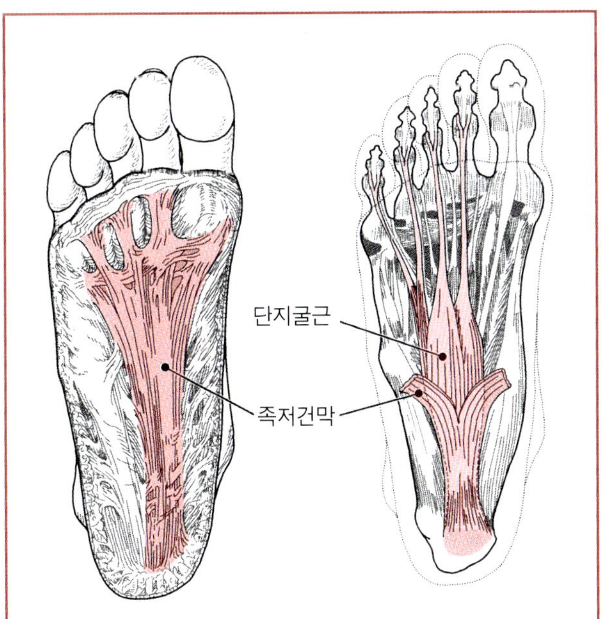

그림 I-64 족저건막과 단지굴근의 관계(문헌 62를 개편)

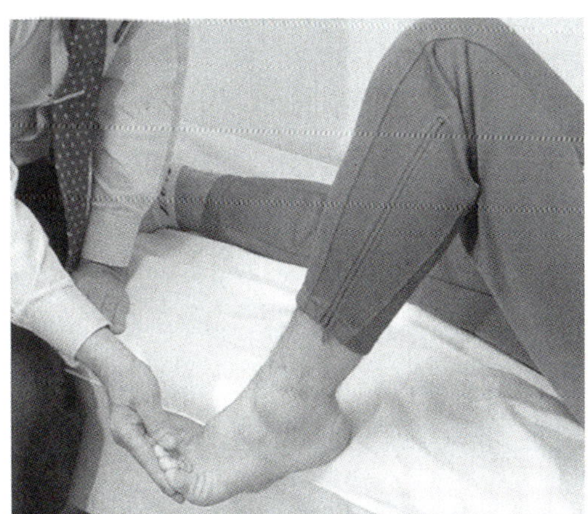

그림 I-65 족저근군에 대한 스트레칭 기법
족관절을 최대로 저굴하여 족저근군, 특히 족저건막과 단지굴근을 충분히 이완시켜 두고, 족지를 CM관절에서 배굴시켜 20~30초간×2회 유지한다(메디컬 스트레칭).

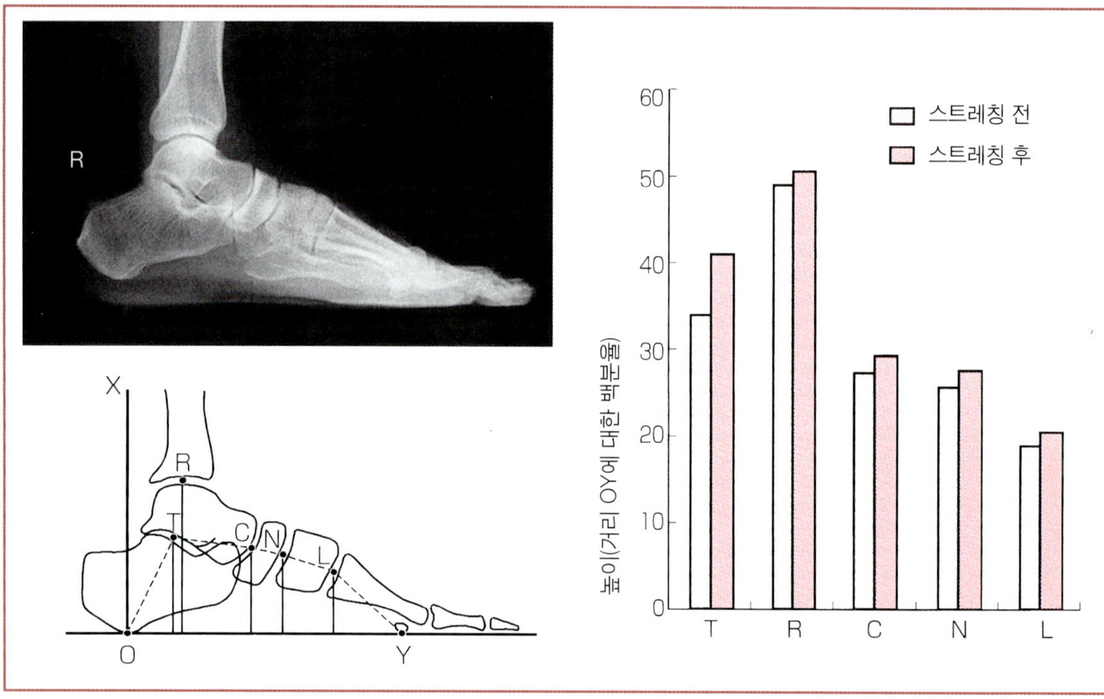

그림 I–66 **스트레칭 전후의 내측 족저궁 변화**
각 관절 중심, 종자골을 지표점으로 하여 각 지표점의 높이를 계측하였다.[64]

델을 본뜨는 것이 중요하다[63].

저자들은 지금까지의 연구 결과로부터, 모델을 본뜨기 전에 앞에서 기술한 스트레칭을 실시한 후에 본뜸으로써, 그 증례의 족저근이 충분히 작용하는 형태로 본뜰 수 있다는 것을 확인하고 있다(그림 I–66).[64]

발의 아치에 관여하는 후경골근, 장무지굴근, 장지굴근, 무지외전근, 단지굴근, 단비골근, 장비골근, 소지외전근 등의 각 근육은 각각의 작용을 갖고 하중에 대해서 활동하고 있는데, 어떠한 이유로 그 기능이 저하되어 있을 때 이들 근육의 활동을 높인 상태에서 발의 아치를 본뜨는 것이 중요하다고 생각한다.

따라서 저자들이 실시하고 있는 이 · 다관절근을 이완시킨 스트레칭(메디컬 스트레칭)을 실시함으로써 저하한 아치가 회복되는 현상은 발의 아치를 지지하는 근육의 기능을 회복시킨다고 생각하고 있다. 스트레칭을 실시한 후 일상생활 중에서 약 1시간은 그 아치가 유지되고 있는 것을 확인하고 있다. 또한 흥미로운 것은 이러한 증례에 있어서 아침 기상 직후에는 발의 아치가 주간에 비해 회복되어 있으며 그 아치의 패턴은 스트레칭을 실시한 후와 유사하다. 중 · 고령자는 근력의 지구성이 저하되어 있어 아침 기상 직후에 근 긴장도는 유지되고 있지만 40kg를 넘는 하중이 발의 아치에 가해짐으로써 주간에는 서서히 저하되는 것을 생각할 수 있다. 이 상태에 대해서 메디컬 스트레칭을 실시함으로써 저하된 아치가 회복되는 것으로 추측된다.

II. 임상편

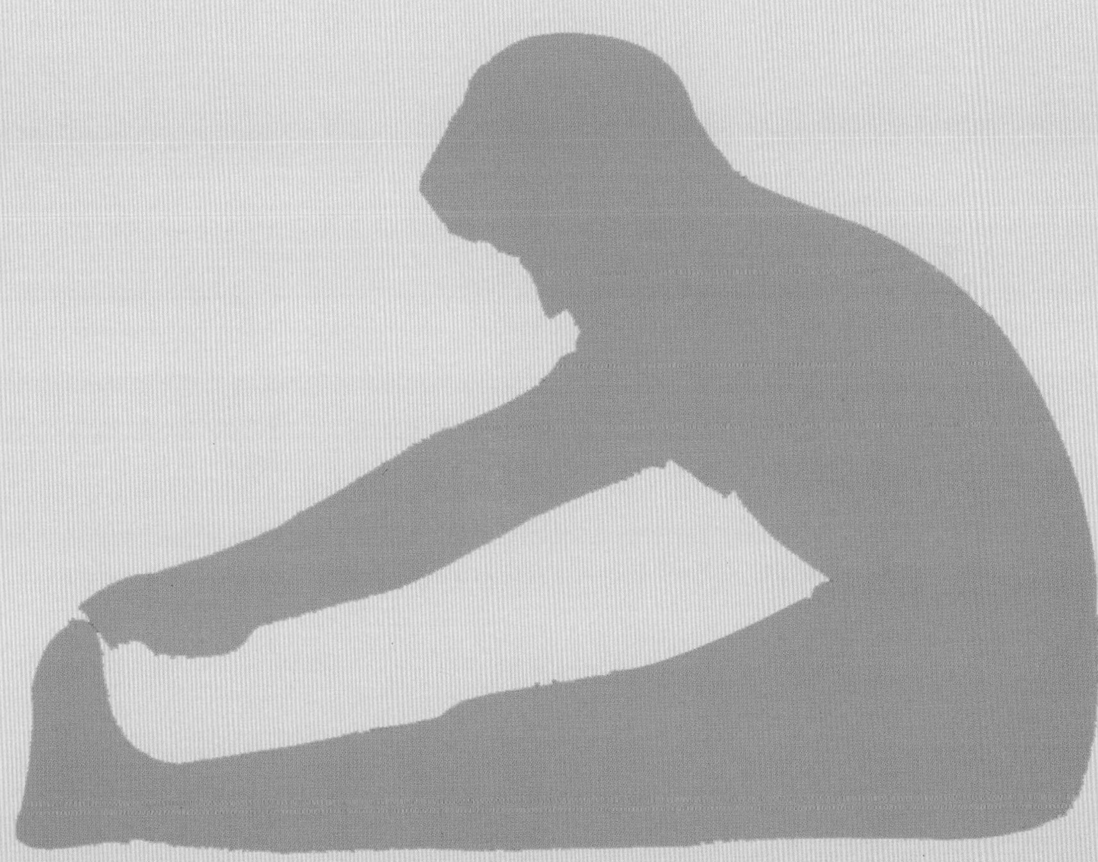

건강 증진에 대한
이관절근 · 다관절근의 중요성

건강 증진에 대한 이관절근 · 다관절근의 중요성

1) 일상생활에 있어서 근육의 재교육

(1) 현대의 생활습관, 특히 운동습관

우리의 일상생활에서 신체(특히 운동구조)는 뇌, 척수, 말초신경, 근육(뼈, 관절)의 매우 정밀한 작용에 의해 원활히 움직이고 있다. 우리는 신체를 무심코 움직이고 있지만 인간이 이 지구에 나타나서 오랜 세월 동안 매우 뛰어난 뇌-신경-근육의 작용을 몸에 익혀 왔다.

예를 들면 바닥에서 일어서고, 걷고, 치아를 닦고, 얼굴을 씻는 등의 동작을 무의식적으로 실시하고 있다. 식사할 때 밥공기를 들고 젓가락을 사용하는 동작에 관하여 살펴보면 아무도 의식하지 않고 이 동작을 하고 있지만, 뇌로부터의 지령으로 밥공기의 형태, 무게, 미끄러지기 쉬운 정도, 젓가락을 사용하는 복잡한 손가락의 움직임, 동시에 좌우의 손을 능숙하게 움직이고 음식을 입으로 옮기는 등, 어느 동작을 봐도 정말로 잘 움직이고 있다. 밥공기를 든 순간에 그 무게를 판단하고 이것에 맞추어 근육이 움직여 밥공기를 떨어뜨리지 않도록, 또한 밥공기 안의 밥이 적어지면 이것을 느껴 근육의 기능은 적어진다. 물이 들어 있는 종이컵을 떠올려 보자. 강하게 잡으면 종이컵은 찌그러지고 살며시 잡으면 물이 들어 있는 컵은 들어 올릴 수 없다. 이러한 일을 우리는 아무렇지도 않게 실시하고 있다.

그러나 만약 어딘가 상태가 좋지 않은 곳이 있다면 이 동작을 할 때에 의식을 작용하게 한다. 이것을 가정의 전기 계통으로 바꾸어 생각해 보면 잘 이해할 수 있다. 우리는 방의 벽에 있는 전기 스위치를 누르면 전등이 켜지는 것에 관하여 아무런 의심 없이 실시하고 있다. 이것은 복잡한 배선의 결과라는 것은 모두 알고 있지만 전등이 켜지기 전에 이미 준비되어 있어 전등이 켜지지 않게 되지 않는 한 언제나 의심하지 않고 스위치를 누르게 된다.

뇌의 작용도 이것과 유사한 형태로 되어 있어 일상의 동작은 그다지 의식하지 않고 스위치를 누르면 손 · 발은 움직이도록 회로가 만들어져 있다. 최근의 연구에 따르면 「버튼을 자신이 원할 때 눌러 주세요」라고 했을 때 버튼을 누르려는 의식이 없어도 뇌의 「전운동영역(premotor area)」에서 운동을 프로그램하는 곳이 움직이기 시작하고 그로부터 1초 정도 지나고 나서 움직이려는 의식이 나타나는 것을 알 수 있다. 즉, 버튼을 누른다고 하는 정보가 들어갔을 때 뇌는 버튼을 누를 준비를 시작하고 있다. 따라서 인간의 행동은 의식하여 신체를 움직이기 전에 뇌(신경)가 활동하기 시작하여 행동을 창출해내고, 「누르자」라고 하는 의식과 감각을 뇌에서 만들어내는 구조로 되어 있다.[1]

또한 우리의 신체를 움직이는 골격근은 모두 대뇌의 명령으로 움직이고 있는데, 오랜 습관으로 가능한 한 근육을 움직이지 않도록(에너지를 소비하지 않는다 : 적은 근육 활동) 되어 있다(검약유전자). 따라서 건강, 체력, 근력 증진측면에서 생각해 보면 일상의 동작에서는 매우 효율적으로 신체(근육)가 조금밖에 움직이지 않는다. 그 결과 노화에 의한 변화와 함께 체력, 근력 저하가 일어나게 된다. 우리의 신체는 원시시대부터 검약유전자를 계승하고 있다고 생각되고 있다. 이것은 혹독한 자연환경, 생활환경(음식, 의복, 주거 등) 속에서 살아남아온 매우 뛰어난 유전자인데, 현대와 같은 몹시 풍족한 환경(영양이 충분한 음식, 냉난방 완비, 자동차 사회 등)에서는 이러한 유전인자를 가지고 있기 때문에 고혈압증, 심장질환, 비만, 당뇨병, 요통, 슬관절통증 등 신체를 충분히 움직이지 않아서 일어나는 생활습관병이 부지불식간에 발생하고 있다(표 II-1).[2,3]

표 II-1 Thrifty Gene(검약유전자)설과 운동 부족[2]

Thrifty Gene(검약유전자)	
기아의 시대	포식의 시대
↓	↓
약간의 식사	지나친 식사
↓	↓
인슐린의 분비 증가	인슐린의 분비 증가
↓	↓
체지방의 축적	비만 · 내당능의 저하 고지혈증 · 고혈압증
↓	↓
기아 · 한랭에 대비	관상동맥질환

우리의 신체는 에너지를 가능한 한 소비하지 않는 시스템을 가지고 있다. 따라서 생활습관병으로서 잘 알려져 있는 고혈압, 심질환, 비만, 당뇨병 등 그리고 어깨결림, 요통, 슬관절통증 등 운동구조에 대해서도, 날마다 신체를 충분히 움직이지 않는 생활습관, 자세로인해 부지불식간에 발생하고 있다.

(2) 일상 생활에서 근육 활동의 특징

우리는 일상생활에서 60~70kg의 체중을 아무런 고통도 없이, 근육의 활동을 거의 의식하지 않고 민첩하게 움직이고 있다. 건강 증진을 위해서는 우선 이것을 염두에 두어야 한다.

예를 들면 기립 자세에서 양 상지를 거상하는 동작(만세)을 하는 경우 대략 3kg의 한쪽 팔을 들 때 아무도 근육을 의식하고 있지 않다. 또한 앙와위에서 이 동작을 똑같이 하면 쉽게 팔이 올라가고, 나아가 들어 올린 팔이 쉽게 자신의 귀에 닿는 것을 깨닫게 된다. 또한 의자에 앉은 자세에서 상반신을 약간 후방으로 쓰러뜨린 자세에서도 완전히 같은 상태(팔이 귀에 닿는것)가 일어난다(그림 II-1, 2).

이것은 견갑골을 배부에 고정, 안정시키는 단일관절근인 견갑거근, 능형근, 전거근이 중력에 맞서 팔을 올리기 때문에 충분한 근육 활동을 하고 있어 거의 견갑골이 움직이지 않는 상태로 있고 앙와위, 의자에 앉은 자세에서 뒤로 쓰러뜨린 자세에서는 그 근육 활동이 약해져 견갑골의 고정이 풀어져서 견관절의 움직임이 순조로워진 것으로 추측된다.

또한 더욱 흥미로운 것은 기립 자세이더라도 미리 귀가 상완에 닿는다는 것을 충분히 생각한 후 양 상지를 들어올리는 동작을 하면 상완이 귀에 쉽게 닿는다는 것을 깨닫게 된다. 물론 일단 견갑골

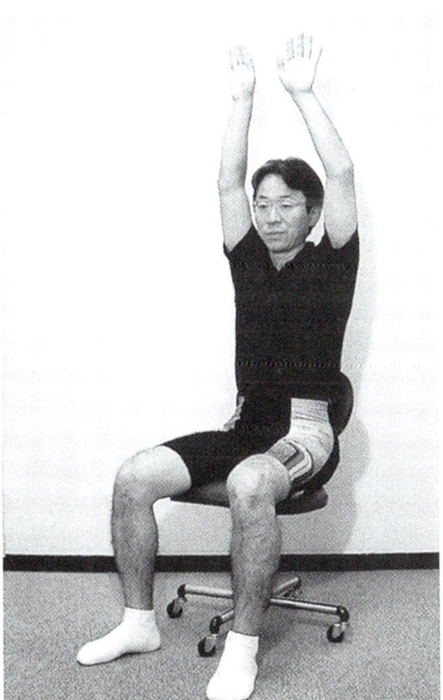

그림 II-1 **양 상지를 든 (만세) 자세**
의자에 앉은 상태에서 양 상지를 든 (만세) 자세를 취한다. 이 때 아무것도 의식하지 않고 거상한 상지의 상완은 거의 자신의 귀에 닿지 않는다. 이것은 양 견갑골이 흉곽에 확실하게 고정되어 있기 때문이다.

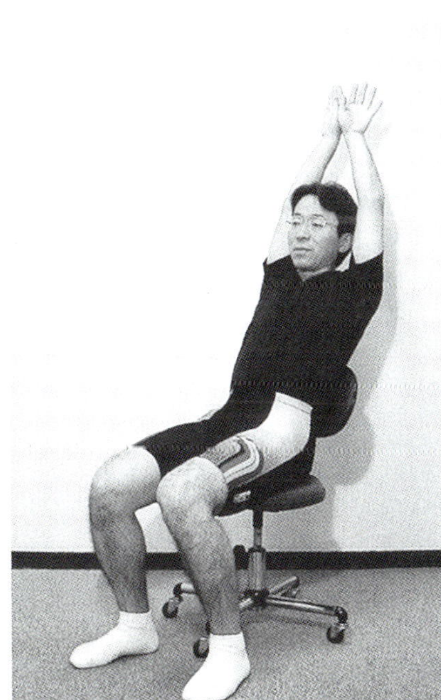

그림 II-2 **약간 후방으로 상체를 쓰러뜨린 (만세) 자세**
의자의 약간 앞부분에 앉아 상반신을 후방으로 쓰러뜨린 상태에서 만세 자세를 취하면 상완이 자신의 귀에 쉽게 접촉할 수 있다는 것을 깨닫게 된다. 이것은 상체를 후방으로 쓰러뜨림으로써 중력의 영향이 감소하여 견갑골이 흉곽에 고정되는 것이 느슨해지는 것에 의한다.

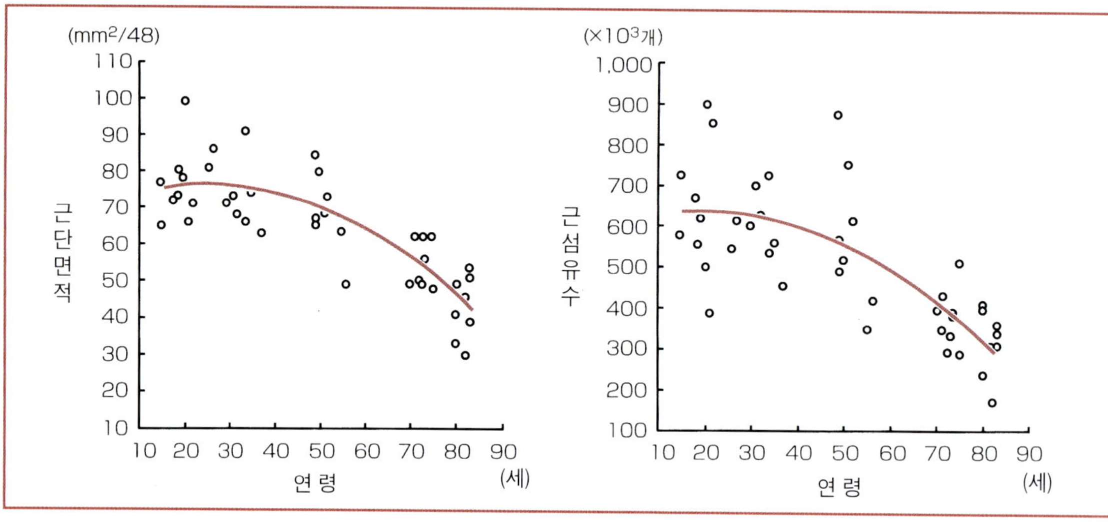

그림 II-3 노화에 따른 근육 변화[4)]
근섬유의 단면적 · 수는 노화에 따라 감소한다.

의 고정이 풀어지면 기립 자세에서도 이 동작을 쉽게 할 수 있게 되는 것이다. 그러나 몇 분 경과하면 다시 어려워진다.

일상의 생활습관에서 사지 · 체간을 움직이는 운동구조질환의 치료, 운동 지도에 종사할 때 이러한 근육의 활동 구조에 관하여 항상 염두에 두고 진료에 대처하는 것이 바람직하다.

(3) 중 · 고령자의 운동능력 특징

근육의 위축

우리의 근육은 노화와 함께 위축되고 또한 근섬유의 수도 60세를 넘기면 감소한다고 한다. 노인은 의자에서 일어설 때 부지불식간에 무언가 의지할 것을 찾으며 일어선다. 또한 자주 물건을 떨어뜨리고, 약간의 높이차이에도 발이 걸리는 것을 경험하는데, 이것은 정말로 근력이 없어져서 그런 것은 아니라고 생각한다(그림 II-3).[4)]

대뇌-신경-근육의 소통성(facilitation)

중 · 고령자가 의자에서 일어서기, 보행 상태(보조 · 보폭 · 속도) 등에 의해 일반적으로 하지 근력의 유무를 판단하는 데에 있어, 결코 자신의 몸을 들어 올리고 움직이는 근력이 없는 것이 아니라 대뇌-신경-근육의 소통이 나쁘다고 생각해야 한다. 특히 고령자는 젊은 층에 비해 반사적으로 운동에 참가하는 신경-근육의 단위가 적다고 이해되고 있다.

◎ 관절의 운동범위 저하

젊은 층에 비해 관절이 움직이는 범위(가동역)가 좁아지고 있다. 이것은 근육(이 · 다관절근)의 신전성 저하에 의하는 것은 이미 본서의 제1장 「단일관절근, 이 · 다관절근」의 임상적 의의에서 설명하고 있다.[5)]

(4) 근육의 재교육

의자에서 일어서기 : 무릎 높이보다 약간 낮은 의자에서 일어설 때 중 · 고령자는 신속하게 일어서는 것이 곤란하다. 또한 거의 무의식중에 무언가에 손대거나 무릎에 손을 대거나 해서 일어서는 것은 자주 보게 되는 동작이다. 그러나 일어서기 위한 하지의 근력이 없는 것이 아니다. 이것은 인간이 가능한 한 효율적으로 에너지를 사용하는 시스템으로 되어 있기 때문이라고 생각한다. 이 때 의자에 앉은 자세에서 무릎의 외측을 자신의 양손으로 가능한 한 강하게 안쪽으로 누르고 이것에 맞서 무릎을 벌리면서 약 5초간 힘을 준 후에는 편하게 일어서는 동작을 할 수 있게 되는 것을 깨닫게 된다(검사자가 무릎의 외측을 똑같은 방식으로 안쪽으로 눌러도 좋다)(그림 II-4).

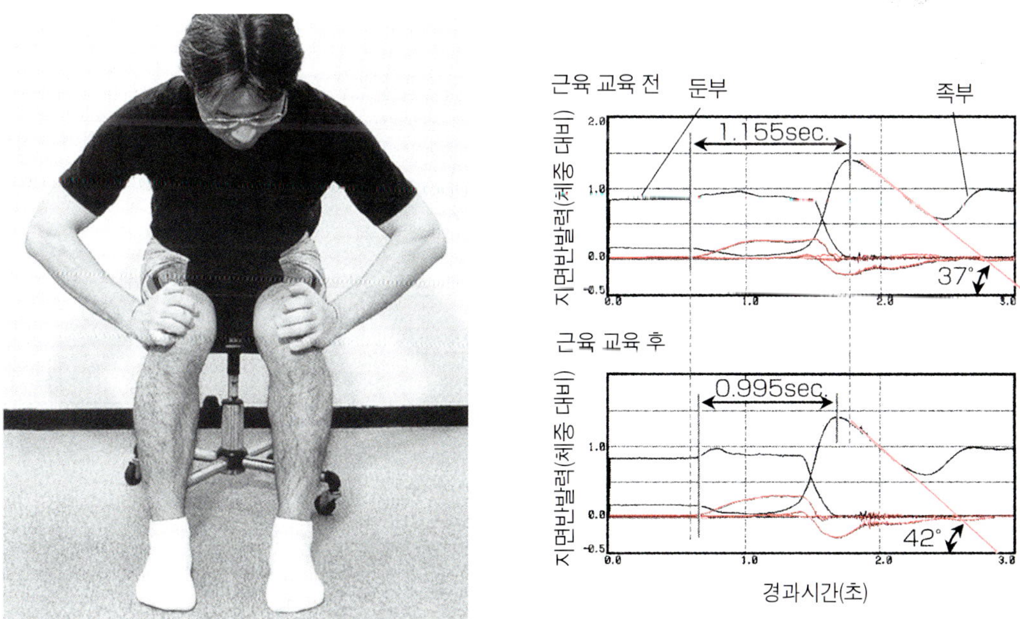

그림 II-4 의자에서 일어서기(근육 교육)[6)]
무릎 높이보다 약간 낮은 의자에 앉은 자세에서 무릎의 외측을 가능한 한 강하게 안쪽으로 누르고 이에 맞서 무릎을 벌리면서 약 5초간 힘을 줌으로써 일어서기가 편해진다. 이것은 대퇴근막장근의 외전력을 자극함으로써 무릎의 신전력이 증가하기 때문이다(대퇴근막장근은 슬관절 신전 작용을 겸비한다). 근육에 대한 약간의 자극에 의해 지면반발력계에 일어서는 시간에 변화가 보인다.

이 현상은 대퇴의 외측에 있는 대퇴근막장근의 작용에 의한 것으로, 이 근육은 고관절의 외전근이며, 고관절의 굴곡근이기도 하고, 또한 슬관절의 신전근이기도 하다. 고관절의 외전운동을 충분히 시킴으로써 대퇴근막장근은 이 자극을 받아 대뇌로부터의 명령에 잘 반응하게 되어(소통하기 쉽다) 고관절의 굴곡, 슬관절 신전운동이 쉬워진다. 중·고령자는 일상생활에서 신체를 움직일 때 근육을 자극한다. 자고 있는 근육을 깨운다고 의식하고 목적으로 하는 근육을 움직임으로써(주동작근의 수축을 의식시킨다) 근육을 효율적으로 움직이게 할 수 있다.[6]

이러한 생각으로 신체 각 부위, 특히 관절 주변의 근육에 대해서 적극적으로 근육 활동을 소통시킴으로써 보통의 일상생활동작에서 작용하는 근육 활동을 20~30% 증가시키고, 또한 이것을 계속하는 것이(2~3개월) 바람직한 중·고령자의 근력 유지 증강법이라고 생각한다. 근육에 자극을 주든지 주동작근의 수축을 의식시킴으로써 근육을 효율적으로 움직이게 할 수 있다(이것을 근육의 재교육이라 한다).

인간은 매우 에너지 절약적인 기계이다. 통상적인 보행에서 복근은 최대 근육 활동의 불과 5%, 배부근은 7%, 대퇴사두근 내측광근은 20% 밖에 활동하고 있지 않다.[7] 산책, 보행, 체조, 댄스, 각종 스포츠 등을 즐기는 것도 좋지만, 일상생활 속의 자연스러운 동작에서 손가락, 수부 및 상지, 발가락, 발, 다리, 허리를 의식하며 움직이는 것이 중요하다. 의식함으로써 5%의 근육 활동을 30%로 올릴 수가 있고 이것에 의해 근육의 위축을 방지하여 여분으로 모아두었던 에너지를 유효하게 사용할 수 있다(그림 II-5).[7]

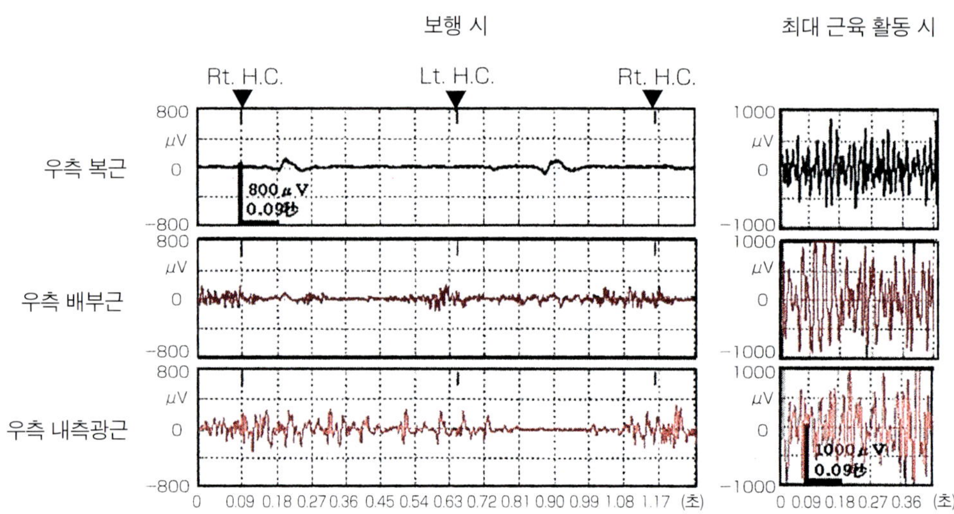

그림 II-5 보행 시의 근육 활동[7]
통상적인 보행(4km/시간)에 있어서 복근 근육 활동은 최대 근육 활동의 5%, 배부근 근육 활동은 최대 근육 활동의 7%, 대퇴 내측광근 근육 활동은 최대 근육 활동의 20%를 나타낸다.

근육의 재교육 시에 우선 관절운동범위를 좋게 한다. 이것은 시간을 들여 목적으로 하는 근육의 스트레칭을 실시하는 것이다. 이 스트레칭 시에는 이 전 장에서 말한 이 · 다관절근을 충분히 인식하는 기법(메디컬 스트레칭)을 시행한다(18쪽 참조).

그 후 주동작근의 수축을 정확하게 의식시키면서 운동을 지도한다. 통상적으로는 30~40%RM의 부하로 천천히 같은 속도(2~3초)에서 구심성 · 원심성으로 10회를 1세트를 기준으로 하여 2~3세트를 실시한다. 통증이 발생하지 않고 또한 남지 않도록 충분히 주의한다. 1회의 부하가 적더라도 계속함으로써 대뇌의 운동영역에 새로운 소프트웨어를 만든다는 생각으로 실시한다(뇌의 재교육).

스포츠 분야에서의 근력 강화에서는 그 부하는 60%RM 이상이 필요한 것으로 되어 있지만 일반 체력 증진에서는 그럴 필요가 없다. 저자들의 연구에 의하면 그 근육의 수축을 의식시키고 천천히 같은 속도(2~3초)로 구심성 · 원심성으로 운동을 실시하면 부하에 의한 근력 향상에 유의차를 보이지 않고, 가벼운 부하군(30%RM)에서 길항근에 매우 강한 근육 활동을 볼 수 있다. 이것은 느린 속도(slow pace)에서는 관절운동을 안정시키기 위해, 그리고 일정하게 느린 속도(slow pace)를 지키기 위해 뇌에 의한 제어로 주동작근에 강한 부하가 더해지는 것으로 생각하고 있다(그림 II-6, 7).[8)]

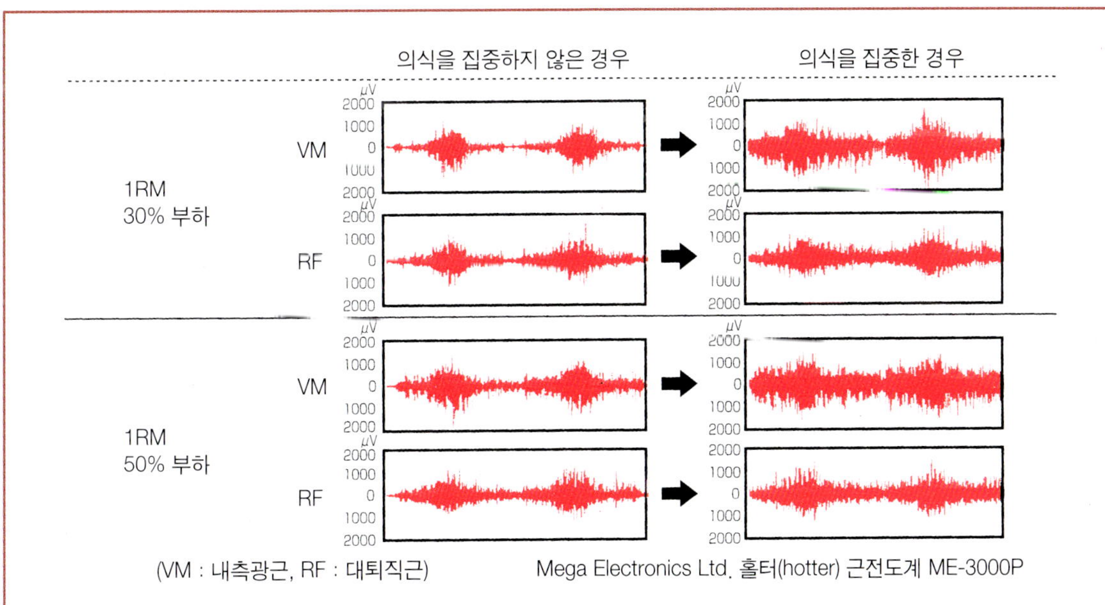

그림 II-6 **의식 집중의 유무에 따른 주동작근 근육 활동의 비교**[8)]
다리 신전 기계(leg extension machine)를 이용한 슬관절 신전 동작 시에 주동작근인 대퇴사두근의 내측광근과 대퇴직근의 근육 활동을 1RM 30% 부하 시와 50% 부하 시의 근전도 파형에서 보면 주동작근의 수축에 의식을 집중한 경우와 의식을 집중하지 않은 경우에 차이(약 2배)를 보인다.

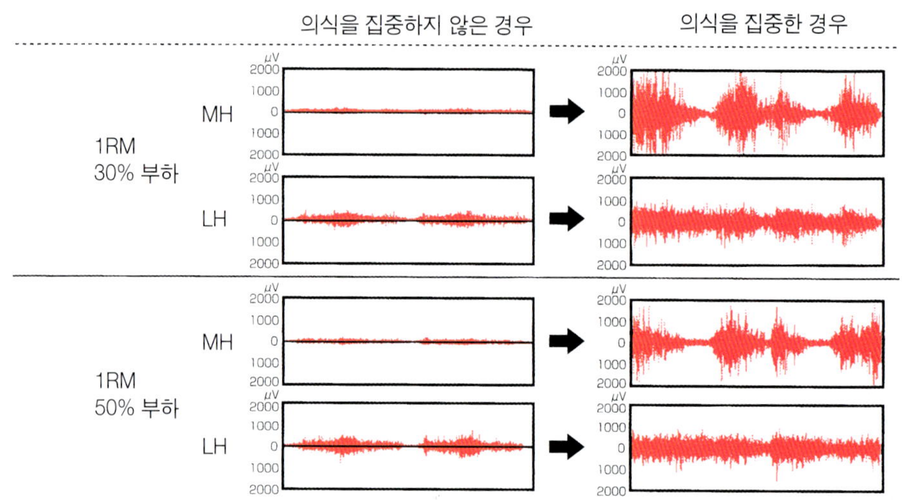

그림 II-7 **의식 집중의 유무에 따른 길항근 근육 활동의 비교**[8)]
길항근인 내측 슬굴곡근과 외측 슬굴곡근의 근육 활동 파형은 대퇴사두근 주동작근의 1RM 30% 부하와 50% 부하 시에 주동작근을 수축할 때 의식을 집중하지 않은 경우와 의식을 집중한 경우에 주동작근보다 분명하게 근육 활동에 차이를 보이고, 특히 1RM 30% 부하군에 현저한 변화를 보인다.

2) 임상 현장에서 질병 예방 운동의 실제

여기에서는 기초 질병에 얽매이지 말고 만성으로 경과하는 주요 질병인 어깨결림 · 견부통, 슬부통, 요통, 족부통 등에 대해 상지, 하지, 자세, 척주를 지지하고 있는 근육을 중심으로 하는 근육 운동의 관점에서 체조법(메디컬 스트레칭, 근육의 재교육을 중심으로)에 대하여 건강 증진의 관점에서 설명한다.

(1) 어깨결림(stiff shoulder)

「어깨결림」의 어깨는 「견관절」의 어깨를 가리키는 것이 아니다. 목의 접합부부터, 그리고 양측의 견갑골 내측부터 견관절에 걸친 넓은 범위를 가리킨다. 「어깨결림」의 「결림(こり)」은 일본 국어사전 '고지엔(廣辭苑)' 에는 「근육이 뻣뻣해져서 단단해진 것」이라고 기재되어 있다. 근육이 뻣뻣해져서 단단해진 느낌부터 통증까지 어깨결림의 정도는 다양하다. 또한 「어깨결림」으로 인해 두통, 집중력 저하, 일에 대한 의욕 상실 등의 부증상이 나타나는 경우도 있다. 일반적으로는 확실한 진단을 내리기 어려운 경우가 많다. 그러나 어떤 원인이 있을 때, 예를 들면 내과적 질환(폐결핵, 폐암, 심근경색, 간질환, 담석 등), 정형외과적 질환(경추증, 전사각근증후군, 흉곽출구증후군, 경견완증후군 등) 중 하나의 증상으로 나타나는 경우도 있다.

「어깨결림」의 구조

「어깨결림」은 우리 인간이 지상에서 생활을 하고 있는 것이 크게 영향을 주고 있다고 생각된다. 우리는 지구의 인력(引力)을 받아 생활을 하고 있기 때문에, 기립 및 앉은 자세를 오래 지속함으로써 항상 경부부터 어깨에 걸쳐 있는 근육은 긴장하고 있지만 자세가 좋은 상태에서는 그다지 「어깨결림」의 증상을 알아차리지 못한다. 그러나 조금 앞으로 구부린 자세에서 무언가 정신적으로 긴장된 작업을 하고 있으면 두부를 고정하는 근육, 견갑골을 흉곽에 고정하여 지렛목의 역할을 완수하는 근육은 5kg의 두부를 지지하고 3kg 이상의 상지를 지지한 상태에서 정확하고 빠른 동작을 실시하기 때문에 항상 긴장 상태로 되어 있다. 때문에 근육으로 가는 혈류가 악화되어 근육을 만지면 단단하고 또한 누르면 통증이 있는데, 시험 삼아 앙와위에서 상지를 움직여 보면 근육의 긴장 상태가 거의 감소되어 있는 것을 깨닫게 된다(그림 II-8).

「어깨결림」의 예방

「어깨결림」의 예방은 우선 일상적인 자세에 조심하는 것이다. 매일 무심코 하고 있는

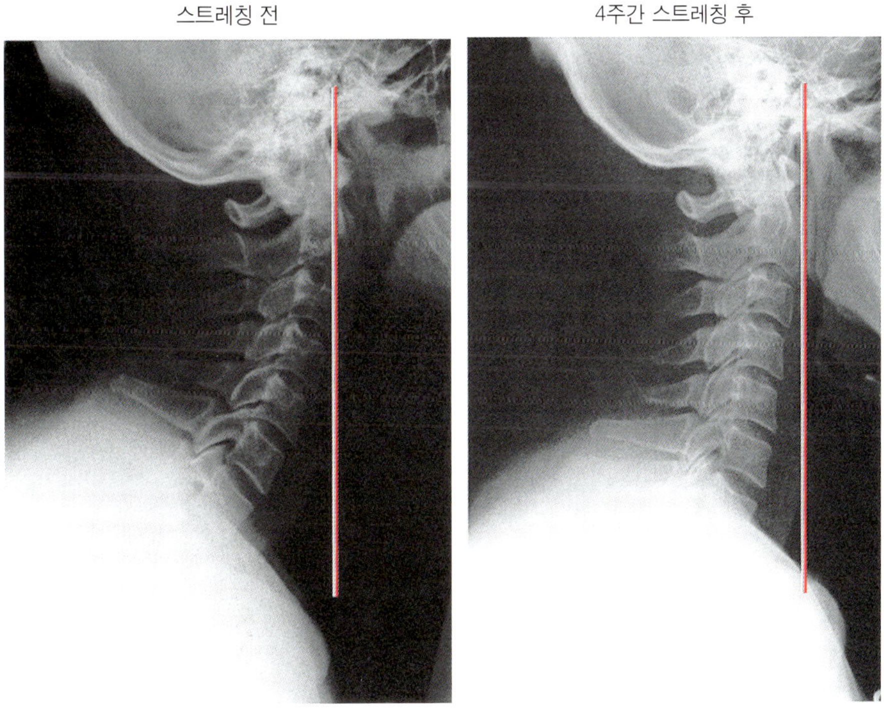

그림 II-8 어깨결림 증례

40대 남성으로, 십수 년간 컴퓨터를 이용한 기계설계에 종사하였다. 초진 시 경추는 현저한 전방기울기 자세를 취하고 있었고 어깨결림과 양 상지의 저림과 통증을 호소하였다. 견갑골 주변의 근육(견갑거근, 능형근, 전거근)의 스트레칭(「어깨결림」 예방 체조-스트레칭법 ①을 참조) 지도 후 분명한 자세의 변화를 볼 수 있다.

동작 중에서 경부부터 어깨에 걸쳐 있는 근육에 필요 이상으로 부담을 주고 있는 경우가 많다. 특히 일정한 자세에서의 작업이 그러하다. 작업을 시작할 때에는 괜찮지만 시간이 경과함에 따라 조금씩 근육이 피로해지고 자세가 바뀌어 간다. 그러나 일정한 자세를 유지하여 작업을 하는 것은 일의 능률도 좋아져 자신도 모르게 그것을 계속하게 된다. 작업은 할 수 있으므로 그대로 계속할 수는 있지만 머지않아 통증, 피로와 증상이 나타나게 된다. 그러나 그 작업 자세를 알아차리지 못하는 경우가 많다.

우리의 일상 습관이 되어 있는 동작에 대해서 뇌는 도장을 찍는 것처럼 정해진 작업을 하도록 사지에 지령을 내리고 있다. 예를 들면 멈춘 에스컬레이터에 탈 때 처음의 스텝은 낮은데도 다리를 높게 올리고 있는 것을 깨닫게 되는 경우가 있다. 일상의 생활습관에서 약간의 주의로 근육의 긴장을 완화시키는 것이 가능하다고 생각한다.

「어깨결림」 예방 체조

스트레칭과 근육의 재교육

어깨결림의 예방은 기본적으로는 견갑골을 흉곽에 고정하는 단일관절근인 견갑거근, 능형근, 전거근의 긴장을 얼마나 이완시킬 수 있는지가 중요하다(기초편 참조). 특히 기립상태에서 이들 근육의 기능을 개선함으로써, 즉 견갑골이 정상 위치로 돌아옴으로써 상부 흉추는 후만을 줄여 결과적으로 상위의 기립근군의 기능에 의해 두부는 후방으로 이동하여 근육의 부하가 감소되어가는 것을 알게 된다. 따라서 본 장에서는 이 견갑골 주위근의 스트레칭에 관하여 서술한다.

스트레칭에 의해 관절, 근육의 활동이 활발해짐에 따라 각 근육의 작용이 원활해져 자세가 양호해지고(운동기관의 나쁜 생활습관이 개선된다) 지금까지 나쁜 자세에 의해 부하가 걸려 있던 근육군에서 정상적인 근육군으로 활동하게 되어(근육의 재교육) 만성적인 통증이 개선되는 것으로 생각한다.

스트레칭법

① 견갑골의 관절운동범위를 증가시키는 체조

양 팔꿈치를 충분히 굽힌다 〈이것은 이관절근인 상완이두근을 이완시킴으로써 견관절의 신전을 최대한 가능하게 한다〉 ⇒ 양 팔꿈치를 최대한 뒤로, 위로 한다. 그리고 견갑골을 한가운데로 붙인다(그림 9a) 〈이것은 견갑거근, 능형근의 충분한 수축과 전거근의 스트레칭이 된다〉 ⇒ 다음으로 양손을 가능한 한 앞으로 내밀면서 등을 약간 둥글게 하면서 견갑골이 앞으로 나오듯이, 공기를 누르듯이 팔을 뻗는다(그림 9b). 이것은 전거근의 충분한 수축과 길항근인 견갑거근, 능형근의 스트레칭이 된다. 끝나면 힘을 빼고 팔을 내린다. 5초를 센다. 이 운동을 하루에 2~3회/일 천천히

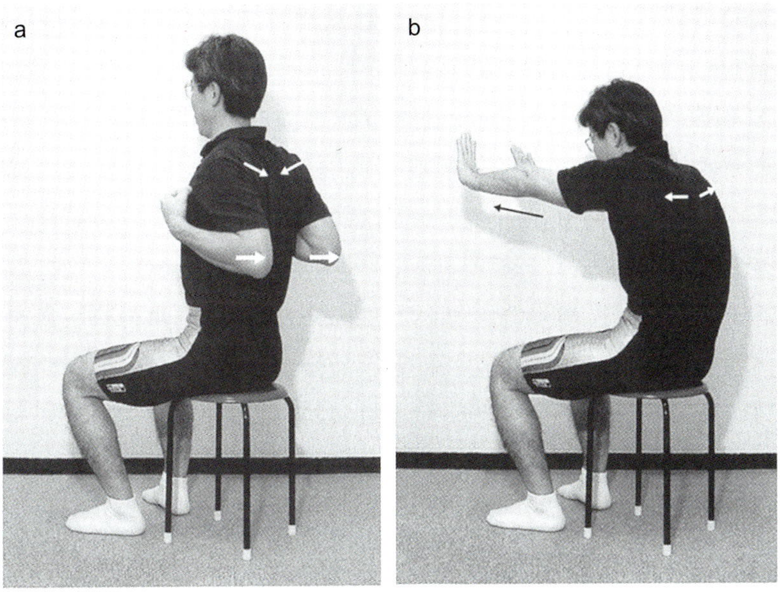

그림 II-9 견갑골의 관절운동범위 개선 체조
a. 의자에 앉아 양 팔꿈치를 충분히 굴곡하여 견갑골이 충분히 당도록 팔꿈치를 후방으로 거상한다(견갑거근, 능형근의 최대 수축과 전거근의 수동적 스트레칭)(10~15초간×2, 3회).
b. 양 상지를 전방으로 가능한 한 뻗어 견갑골을 전방으로 끌어내듯이 한다(전거근의 최대 수축과 견갑거근, 능형근의 수동적 스트레칭)(10~15초간×2, 3회).

실시한다. 이상의 동작을 매일, 몇 주간 계속함으로써 견갑골을 흉곽에 안정화시키는 단일관절근인 근육의 재교육이 가능해진다. 기립 자세, 앉은 자세, 보행 시의 어느 때라도 가능하나.

② 견관절 전면의 구축에 대한 체조

증례에 따라서는 앞으로 구부러진 자세 때문에 ①의 체조(견갑골을 척주의 중앙으로 모으는 자세)를 유지하는 것이 어려운 경우가 있다. 이것은 앞으로 구부린 자세로 하루 종일 양손을 사용하는 작업, 때로는 무거운 것을 옮기고, 들어 올리는 등의 작업을 반복하는 직종의 사람에게서 잘 볼 수 있다. 이 자세를 취함으로써 매우 원활하게 작업할 수 있고 능률적이므로 모르는 사이에 뇌는 이 자세를 만들고 있는 경우가 많을 것으로 생각된다. 일반적으로 양 어깨를 전방으로 내미는 자세를 취하고 있는 사람이 많은 것을 알 수 있다. 옛날과 달리 우리는 신체를 움직이고 단련할 기회가 매우 적어지고 있고, 오랜 세월 단련해서 이와 같은 자세가 된 것이 아니기 때문에 근육을 잘 이완시키는 요령을 체득하고 있지 않으면 가끔 통증으로 증상이 나타나는 것으로 생각한다. 유명한 배우는 매일 계속되는 연구에서도 훌륭한 연기를 할 수 있다는 것을 떠올려 보자.

우선 환자에게 양측 상지를 아래로 늘어뜨리게 하고 어깨 높이의 좌우차이를 관찰하고 견갑골을 척주 방향으로 모으는 동작을 하도록 하여 양측 어깨가 후방으로 어느 정도 이동하는지를 검사한다. 이 때 시술자는 견봉 위치에 손가락을 얹은 후 환자에게 미리 시술자의 손가락을 볼 수 있는지를 확인시켜 두는 것이 필요하다. 체조에 의해 얼마나 양측 견봉이 후방으로 이동했는지를 알린다.

체조 시에 시술자는 환자의 후방에 위치를 잡고 한쪽 팔꿈치를 최대로 굴곡시킨 후 그 팔꿈치를 후방에서 손바닥으로 누르면서 그 손을 뒤로 밀도록 지시한다.

이 때 가능한 한 상완삼두근의 등척성 수축 운동을 시키도록 위치를 고정하여 실시한다. 등척성 수축이기 때문에 환자는 거의 통증을 호소하지 않는다. 이 동작 시에 부드러운 비닐 공을 이용해도 괜찮다. 공을 누르는 동작을 함으로써 환자는 아무 걱정 없이 어깨의 신전 동작을 할 수 있다. 공의 사용은 환자와 시술자 사이에 대상물이 있으므로 뇌의 의식이 바뀌게 되어 저항 없이 이 동작을 할 수 있게 된다. 이 동작을 10~15초간×2, 3회 실시하면 어깨가 충분히 후방으로 이동한 위치가 되어 있는 것을 볼 수 있다. 이것은 길항근인 전흉부의 근육이나 견갑하근은 이완되고 견갑골은 쉽게 척주 방향으로 모으도록 한다(그림 II-10a, b).

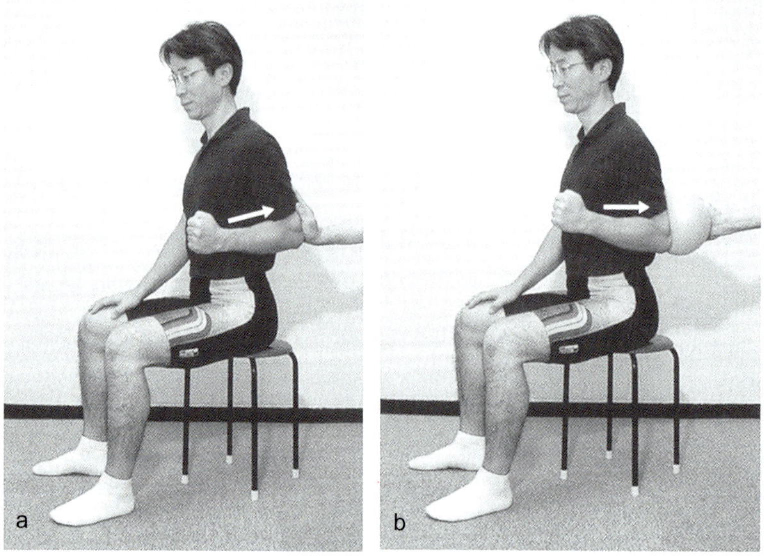

그림 II-10 **견관절의 전후방향으로의 관절운동범위 개선**
주관절 굴곡상태에서 후방으로 저항에 맞서 민다(이 동작에 의해 어깨 전면에 있는 근육을 이완할 수 있다 = 주동작근 수축에 의해 길항근의 이완을 자동적으로 얻을 수 있다).
a. 주관절 굴곡상태로 하고 시술자는 상완 하단에 손바닥을 대고 저항을 주면서 힘껏 후방으로 5초간 밀도록 지시한다(등척성 수축)(5~10초간×2, 3회).
b. 같은 기법을 작고 부드러운 비닐 공을 이용하여 실시한다. 이 기법이 환자에게 고통을 주지 않고 과감하게 상완을 후방으로 신전하는 것을 가능하게 한다(등척성 수축)(10~15초간×2, 3회).

③ 견갑골 고정을 풀고 능형근 스트레칭

한쪽 팔꿈치를 굽혀 가능한 한 반대쪽 견갑골을 만지듯이 손바닥을 등에 둔다. 「이것은 견갑골이 고정되어 있는 것을 풀어 견갑골의 움직임을 최대한 용이하게 한다」 ⇒ 다음으로 다른 쪽 손바닥으로 팔꿈치를 밀어올린다. 이 자세에서 10~20초를 센다(그림 II-11a).

「이것은 단일관절근인 능형근을 이완시킴으로써 스트레칭을 충분히 할 수 있게 된다」. 다른 쪽의 팔꿈치도 똑같이 한다. 이 동작을 하루에 2~3회 천천히 실시한다(이 운동으로 회전근개 근육, 상완삼두근의 스트레칭도 된다). 손을 반대쪽의 어깨로 옮기는 동작을 의식함으로써 견관절, 즉 3kg의 상지를 움직이게 하기 위해 주위 단일관절근의 긴장이 이완된다. 즉 견갑골이 고정된 것이 풀어진다. 「이것은 견갑골을 흉곽에 고정할 필요가 없어지기 때문에 대뇌로부터 제어에서 벗어나 견갑골을 안정시키고 있는 능형근, 전거근이 고정된 것을 푸는 방법이다」. 통상적인 방법은 상지를 주관절 신전상태로 하여 수평상태로 유지하면서 팔꿈치를 후방으로 누르는 방법이다(그림 II-11b). 그러나 이 방법은 견갑골을 고정하고 있는 능형근, 전거근을 스트레칭하는 것은 곤란하다. 만약 손을 반대쪽 어깨에 닿게 하면 견갑골의 고정은 풀어져 이러한 근육군은 용이하게 스트레칭할 수 있게 된다. 또한 앙와위에서 실시하면 한층 더 효과를 기대할 수 있다(그림 II-11c).

이 자세는 무중력 상태가 되므로 견갑골이 고정된 것이 완전히 풀린다. 기립 자세 · 앉은 자세, 보행 시의 어떠한 경우에도 가능하다.

저사들은 이 세 개의 근육(단일관절근인 견갑거근, 능형근, 전거근)은 견갑골을 흉곽에 확실히 고정하는 중요한 기능을 가지고 있다는 것을 강조하고 싶다. 이 근육에 의해 무거운 상지(3kg)를 정확히게, 빨리, 강력하게, 또한 섬세하게 조정하고 있다. 이 근육의 기능 이상이 오십견, 어깨결림의 원인이 된다고 생각한다.

④ 상완삼두근장두, 전거근, 견갑거근의 스트레칭

왼팔을 올리면서 팔꿈치를 굽혀 같은 쪽의 등을 좌측 손가락으로 만진다. 다음으로 우측 손바닥으로 좌측 팔꿈치의 배측을 천천히 누른다. 이 자세에서 10~20초를 센다. 끝나면 팔을 원래대로 되돌리고 우측을 같은 방법으로 한다. 이 동작을 하루에 2~3회 천천히 시행한다 (이 운동은 견갑골을 천천히 끌어 내리기 때문에 상완삼두근장두, 전거근, 견갑거근의 스트레칭이 된다). 기립 자세, 앉은 자세, 보행 시 등 어느 경우에도 가능하다(그림 II-12).

위에서 기술한 것 이외의 근육의 스트레칭에 있어서도 앙와위 · 복와위에서 경부를 중심으로 하는 각 근육에 대해서 무중력상태에서 목적으로 하는 근육을 스트레칭하는 것도 때로는 고려해야 한다고 생각한다.

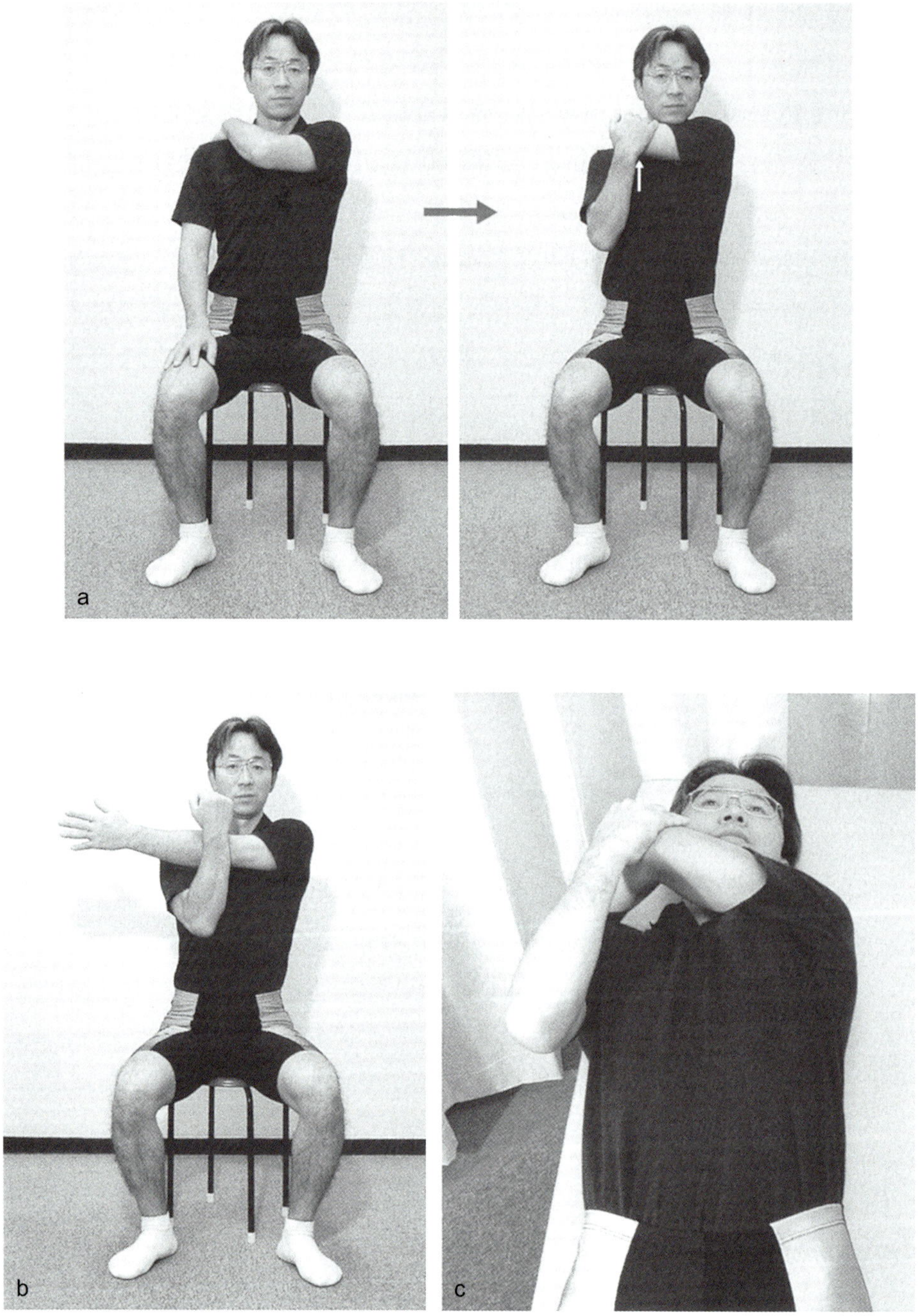

그림 II-11 견갑골이 흉곽에 고정된 것을 푼다.

a. 한쪽 팔꿈치를 굽혀 다른 쪽 견갑골을 손으로 만지도록 하면서 다른 쪽 손바닥으로 팔꿈치를 밀어올린다(10~15초간×2, 3회 : 메디컬 스트레칭).

b. 통상적으로 행해지고 있는 스트레칭으로, 한쪽 상지를 수평으로 올려 주관절을 완전신전상태에서 다른 쪽 손으로 내전 방향으로 상완을 누른다. 이 기법은 견갑골이 고정되어 있으므로 능형근, 상완삼두근의 충분한 스트레칭을 할 수 없다.

c. 그림 a의 동작을 앙와위에서 시행하면 용이하게 스트레칭할 수 있다. 이 기법을 할 때 견갑골은 중력의 부하가 더해지지 않기 때문에 상지를 고정할 필요가 없다(견갑골의 고정된 것이 풀어져 있다)(2~3회/일).

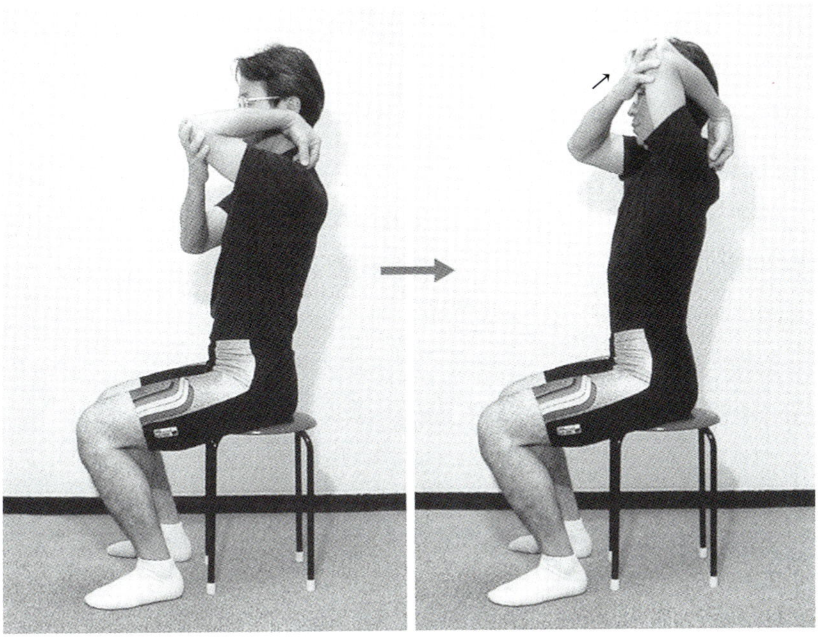

그림 II-12 **견갑골을 끌어 내리는 운동**
좌측의 주두(olecranon)를 눌러서 올림으로써 상완삼두근장두를 통해 좌측의 견갑골은 아래쪽으로 내려가므로 견갑거근, 능형근, 전거근이 스트레칭된다. 천천히 실시할 필요가 있다(20~30초간×2, 3회).

(2) 견부통

견관절 주위염으로 대표되는 이른바 오십견의 병태에 관해서는 수많은 교과서에 기재되어 있으므로 본 저서에서는 언급하지 않는다 여기에서는 본 저서에서 다루고 있는 단일관절근, 이 · 다관절근의 관점에서 그 질병의 예방에 관하여 서술한다.

「견부통」의 구조

견관절은 인간이 기립 자세로 이족보행 생활을 시작함으로써 사족보행과는 전혀 다른 기능을 가지는 상지의 중심적인 관절로 발달해 오고 있다. 인간의 의지에 따라 수지부를 움직일 수 있게 하는 있는 가장 핵심적인 견관절이 360° 의 움직임을 가지고 있기 때문에 견관절을 구성하는 상지와 견갑골은 매우 기능적으로 역동적인 상호관계를 가지고 있다고 말할 수 있다. 특히 견갑골이 근육에 의해 신체의 배부에 고정되어 있기 때문에 견관절 및 상지가 목적에 따라 얼마나 충분히 기능하도록 구축되어 있는가를 생각해 보면 흥미롭다. Nagamatsu에 의하면 상지에서는 근위부에 거의 그 힘의 근원이 있고 원위부는 손바닥의 골간근, 충양근 등 이외는 거의 건에 의해 역동적으로 움직이도록 구축되어 있고, 그 대부분은 이 · 다관절근에 의해 점유되어 있다. 그리고 상완의 가장 근위부에 있는 견갑골을 안정화시키는 근육군은 단일관절근이며, 견갑 · 상완관절을 만드는 rotator cuff(회전근개)를 구성하는 근육도 단일관절근이라는 것은 흥미롭다. 저자는 이 상지의 동적인 힘의 근원의 지렛목인 견갑골을 안정시키고 있는 근육 기능의 중요성이 어깨 통증의 발생과 관련되어 있다고 생각한다.

상지의 움직임, 화려하다고도 할 수 있는 견갑 · 상완 리듬의 움직임은 인간공학적으로 보면 정말로 정밀한 움직임이며 견관절을 구성하는 많은 근육의 일사불란한 움직임으로 집약되어 로봇공학에서는 아직 재현할 수 없는 것이라고 생각하고 있다. 이러한 메커니즘으로부터 생각하면 견갑골 안정화 기구의 파탄이 견관절의 기능부전(어깨의 통증)을 초래하는 것이라고 생각하면 이해하기 쉽다. 견갑골과 상완골과의 협조 작용이 충분하지 않거나, 또는 부전이 견관절의 가장 중요한 회선근개 이상을 초래하고, 또한 견관절 주위염의 발생으로 연결되는 것은 아닐까 추측하고 있다.

◎「견부통」의 예방

이러한 생각으로부터 이 전 항의「어깨결림」에서 서술한 견갑골 주변의 근육 스트레칭에 의해 견갑골 위치의 정상화, 견관절 움직임의 개선, 통증 제거를 볼 수 있고, 또한 어깨 전방부의 대흉근, 견갑하근의 구축을 이완시키기 위해 부하를 걸면서 주관절 굴곡상태에서 상완을 신전(뒤로 올림)시키는 등척성 수축(contract stretching)을 실시함으로써 견관절 운동범위의 개선, 통증 제거 그리고 견관절의 과신전이 가능해진다. 또한 견관절을 구성하는 견갑골을 흉곽에 고정하는 근육군(견갑거근, 능형근, 전거근), 회전근개를 구성하는 근육군(극상근, 극하근, 견갑하근, 소원근)은 모두 단일관절근이므로 이 두 군 근육의 협조 운동을 정상화하는 것이 예방으로 연결된다고 생각한다. 또한 견관절의 거상, 외회전 기능을 갖는 회전근개 각 근구축을 제거하기 위한 메디컬 스트레칭도 예방으로써 유용하다고 생각하고 있다.

◎「견부통」의 예방 체조

근육의 재교육

스트레칭법

① 견갑골의 관절운동범위를 증가시키는 체조

이 전 항「어깨결림」의 예방 체조-스트레칭법 ①을 참조

② 견관절 전면의 구축에 대한 체조

일반적으로 견통을 호소하는 사람 중에는 양 어깨를 전방으로 낸 자세를 취하고 있는 사람이 많다. 그리고 그 자세가 일상적인 자세인 사람이 많고 그 자세에서는 상지를 올릴 수 없다는 것을 눈치채지 못한다. 체조에 의해 얼마나 양측의 견봉이 후방으로 이동했는지를 알려 준다. 따라서 견봉이 후방으로 이동함에 따라 견관절을 올리는 것이 쉬워진다(이 전 항「어깨결림」의 예방 체조 스트레칭법 ②를 참조).

③ 견갑골 고정을 풀고 능형근 스트레칭

이 전 항「어깨결림」의 예방 체조–스트레칭법 ③을 참조

④ 상완삼두근장두, 전거근, 견갑거근의 스트레칭

이 전 항「어깨결림」의 예방 체조–스트레칭법 ④를 참조

⑤ 견갑하근의 구축에 대한 체조

견통을 호소하는 사람은 상지를 늘어뜨린 자세에서 견관절의 외회전을 충분히 할 수 없는 경우가 많다. 또한 견관절 외회전운동 시에 환자는 견관절 전방부의 통증을 호소하는 경우가 많다. 이 때 생각되는 것은「극하근이 기능을 충분히 발휘할 수 없는 어떠한 장애가 있는지, 견갑하근의 구축이 있을지의 어느 경우인지가 의심된다. 발생으로부터의 경과 기간도 생각할 수 있는데, 저자의 경험에 의하면 견갑하근의 구축에 의한 경우가 많다」

⇒ 따라서 상지를 주관절 굴곡 및 내전상태로 고정하고 나서 견관절의 외회전운동을 천천히 시키면 상지를 늘어뜨리거나 주관절 굴곡상태에서에서 외회전하는 것보다 비교적 통증이 없이 외회전이 용이해진다(메디컬 스트레칭, 그림 II–13).

견갑하근의 구축 시 견관절을 최대한 내전상태로로 유지한다. 이렇게 함으로써 견

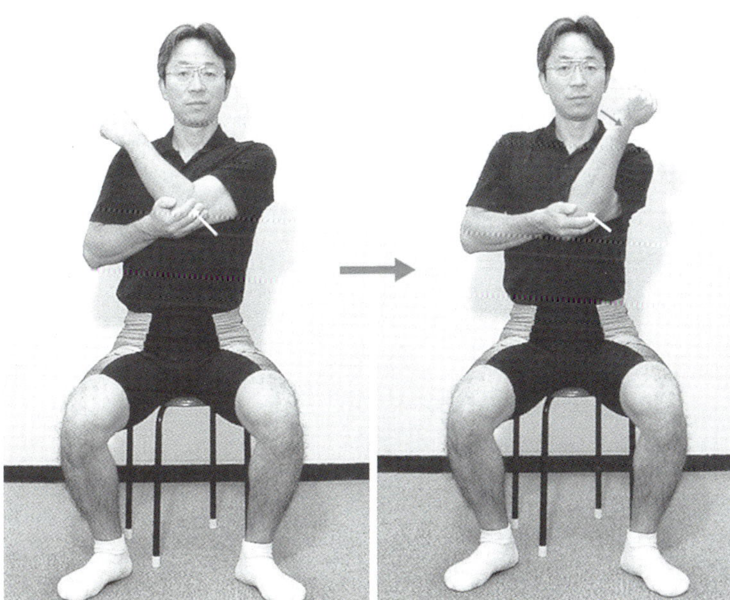

그림 II–13 건갑하근의 구축에 대한 스트레칭
견갑하근의 구축이 있는 증례에서(상지 늘어뜨린 자세, 90° 주관절 굴곡상태에서 외회전운동이 제한되어 있다. 단 극하근장애가 없다고 생각된다) 상완을 내전상태로 함으로써 견갑하근의 이완을 얻을 수 있으므로 통증이 적고 외회전운동이 용이해진다(메디컬 스트레칭)(능동적 운동으로 10회×2, 3세트). 또한 수축 · 이완 스트레칭(contract relax stretching) 기법을 이용하여 시술자는 환자의 요골 말단에 힘을 가해 등척성 수축을 실시함으로써 견갑하근의 이완을 얻을 수 있다.

갑하근은 이완된 위치에 고정되기 때문에 견관절의 외회전운동을 통증 없이 할 수 있고 이것에 의해 견갑하근을 스트레칭할 수 있다.

보통 10회 반복한 후에 견관절의 외회전을 체크하면 상당한 외회전각도의 개선을 보인다. 이 시점에서 어깨의 거상을 시도하면 거상이 가능해지는 경우가 많다. 어깨의 거상 시에 견갑-상완관절의 작용에 의해 상완골두는 견갑골의 관절면에 대해서 서서히 외회전해나가는 것이 정상이지만, 극하근, 견갑하근, 소원근의 기능부전이 있을 때 외회전운동이 견봉 아래에서 원활히 이루어지지 않기 때문에 견갑-상완 리듬(humero-scapular rhythm)의 통증으로 나타난다고 생각하면 이해하기 쉽다.[9]

따라서 앞에서 기술한 바와 같이 견갑하근의 구축을 제거할 수 있다면 극하근은 충분히 작용할 수가 있어 거상이 가능해진다. 그러나 구축을 충분히 제거해도 거상할 수 없을 때는 상완의 견봉 아래에서의 외회전운동이 불충분(극하근, 소원근에 어떠한 장애가 있다)하다고 생각한다.

또한 견갑하근의 구축이 가벼운 경우에는 환측의 팔꿈치를 90° 굴곡, 전완 회외상태에서 타월의 끝을 잡게 하여 어깨 외회전 능동적 운동을 가벼운 부하를 걸면서 외회전근을 촉진(facilitate)함으로써 상지의 거상이 가능해지는 증례를 많이 경험하고 있다. 이 체조는 가정에서 양측 주관절 90° 굴곡상태에서 타월의 양끝을 쥐게 하여 당기면서 내외회전운동을 함으로써 상지의 거상이 가능하게 된다(그림 II-14).

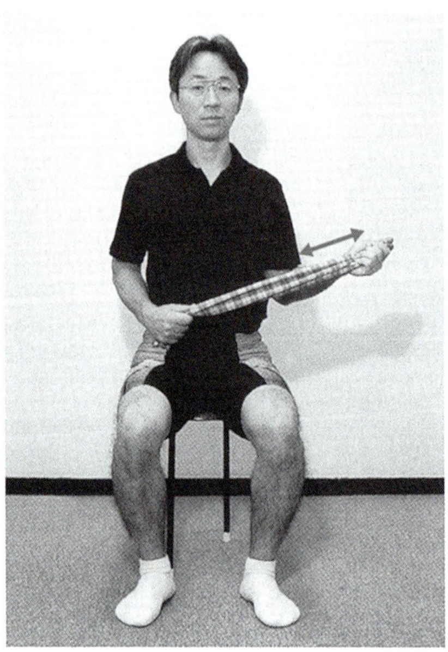

그림 II-14 **견관절의 내 · 외회전운동**

팔꿈치 90° 굴곡상태에서 어깨 너비의 길이로 양손으로 타월을 당기면서 내 · 외회전운동을 한다(자동운동으로 10회×2, 3세트)(그림 13의 스트레칭 후 이 운동을 지시한다).

어느 운동이든 상기와 같은 체조는 외래에서 회전근개를 충분히 검사할 수 없는 상태이므로 만약 이러한 체조로 개선된다면 어깨 전문의의 진찰을 권해야 한다.

(3) 슬부통

변형성 슬관절증으로 대표되는 그 병태에 관해서는 수많은 교과서에 기재되어 있으므로 본 저서에서는 언급하지 않는다. 여기에서는 본 저서에서 다루고 있는 단일관절근, 이 · 다관절근의 관점에서 그 질병의 예방에 관하여 서술한다.

「슬부통」은 슬관절 내의 구성체(골, 연골, 반월, 인대, 활막 등)의 장애에 의한 통증을 가장 먼저 들 수 있는데, 이 통증에 관해서는 언급하지 않는다. 슬관절에 어떠한 원인이 있을 때 슬관절은 굴곡 구축을 초래하기 쉽고, 또한 무릎의 정렬(내반슬, 외반슬, 과신전 등) 불량에 의한 통증을 나타내는 경우는 자주 있다. 이러한 증례에서는 근육과의 관계도 있어 신전근군에서는 이관절근인 봉공근의 구축에 의한 경골 내측 부착부의 통증을 많이 볼 수 있는데, 복재신경의 교액(strangulation)과의 감별도 필요하다. 또한 슬관절 외측(대퇴골 외측상과부)의 통증인 장경인대염도 이관절근인 대퇴근막장근의 과긴장과 무릎 정렬 불량에 의한 것이다. 기타 발육기에서 볼 수 있는 오스굿슐라터병(Osgood-Schlatter disease)도 무릎 신전근 작용과 관계가 깊다.

◎ 「슬부통」의 구조

슬관절은 근육학적으로 볼 때 매우 흥미롭다. 슬관절에 관련된 근육은 기초편에서 서술한 바와 같이 이관절근이 대부분으로, 인간의 역동적인 움직임, 달리고, 걷고, 뛰어오르는 것부터 무릎을 꿇고 앉는 동작까지 매우 다채로운 기능을 가지고 있다.

관절운동범위에 내해서 관찰해 보면 척주, 고관절과 밀접한 관계가 있는 장요근의 기능을 충분히 알아야 한다. 대퇴 전면의 신근군은 장요근 사이를 통과하는 대퇴신경에 지배되고 있어 장요근의 상태, 즉 장요근의 구축(요부 척주의 심한 전만)이 대퇴사두근 근력의 약화를 초래하는 것도 충분히 알아둘 필요가 있다. 때로는 서혜부에서 포착신경병증(entrapment neuropathy)을 초래하고 외측대퇴피신경영역에 지각장애의 소견도 볼 수 있다. 슬관절 굴곡상태에서 슬관절 신전근으로 작용하는 대퇴사두근 중에서 이관절근인 대퇴직근은 고관절 굴곡에도 크게 관여하므로 당연히 고관절 신전에서는 슬관절 굴곡이 제한되는 것을 고려할 필요가 있고, 고관절 굴곡상태라면 정좌, 쪼그리고 앉은 자세가 충분히 가능해진다. 또한 신전근의 길항근군인 슬굴곡근은 달리고 걷는 동작에 있어서의 중요성은 물론, 무릎을 안정시키는 기능도 충분히 알아 둘 필요가 있다.

일상생활에서 슬관절 굴곡신전 운동은 단순한 일축성 운동(uniaxial movement)이 아니라 슬관절 굴곡에 따라 경골은 대퇴골에 대해서 내회전하며 특히 정좌, 쪼그리고

표 II-2 일상생활에 필요한 슬관절 관절운동범위

	굴곡신전	내반	외반	내회전	외회전
무릎 꿇고 앉기	150(±5.9)	10(±5.8)		22(±10.8)	
책상다리	130(±13.4)	39(±11.2)		34(±8.0)	
옆으로 앉기	145(±9.4)		6(±7.0)	15(±7.7)	
동양식 화장실	147(±8.1)	6(±9.2)		23(±6.2)	
바닥에서 일어서기	136(±10.4)	39(±8.3)		30(±11.4)	

슬관절은 일상생활에서 굴곡·신전 시에 단순히 일축성(一軸性) 운동이 아니라 내·외반, 내회전운동을 수반하고 있다.

앉는 자세, 바닥에서 일어설 때 30~40° 회전하면서 굴곡신전하고 있다(표 II-2).[10)]

슬관절의 굴곡 신전 운동에서 슬관절 최종 신전 시의 나사 회전 운동 (screw-home movement)은 잘 알려져 있는데, 슬관절 굴곡 시에 회전운동에 관하여 Nagamatsu는 상세하게 흥미로운 움직임을 설명하고 있으므로 그 내용을 소개한다.

Nagamatsu는 슬관절을 90° 굴곡상태에서 대퇴골을 수평상태로 고정하고 경골을 회전시키면 내측과(medial condyle) 쪽에 회전의 중심이 있고 30~50°의 회전 진폭의 범위가 있고 경골을 고정해서 대퇴골을 회선시키면 슬관절의 중심을 축으로 해서 약 40°의 호를 그린다는 것을 설명하고 있다.

또한 쪼그리고 앉는 자세에서는 발은 바닥에 고정되고 슬관절에서는 경골이 대퇴골에 대해서 내회전하는 현상에 대해서 설명하고 있다. 좌우 발을 평행하게 하여 기립 자세에서 쪼그리고 앉는 자세까지를 생각해 보면 성인에서 경골관절면의 축은 족관절〔거골하퇴관절(mortise joint)의 축〕에 대해서 약 20° 내염전(경골의 외염전), 고관절(대퇴골두의 전방 염전은 약 12°)은 외염전하고 있고, 또한 대퇴골은 약 7~9° 외반하고 있기 때문에 대퇴골두는 고관절로부터 탈구하는 방향으로 움직인다. 그러나 대퇴골두는 고관절내에 고정되어 있기 때문에 무릎이 굴곡함에 따라 슬관절 내에서 회전(경골은 대퇴골에 대해서 내회전 = medial pivot)하게 된다(그림 II-15, 16).

무릎 꿇고 앉는 자세에 관해서는 쪼그리고 앉는 자세와 달리 족관절은 고정되어 있지 않으므로 무릎에 대한 부하는 적을 것으로 생각된다. 또한 책상다리(cross legged), 옆으로 앉는 자세에서의 고관절 관절운동범위 제한은 대퇴골 경부의 전방 염전각과의 관련성도 생각해야 한다(그림 II-17).

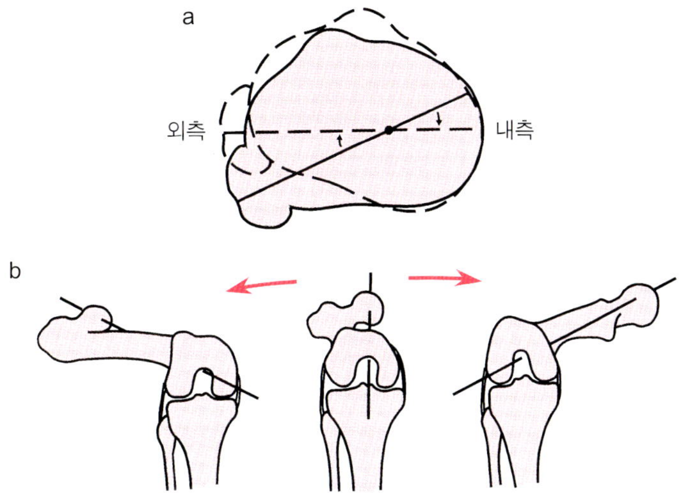

그림 II-15 **슬관절의 외회전운동(Nagamatsu)**[11)]
슬관절은 완전신전상태, 완전굴곡상태에서는 회전운동을 일으키게 할 수 없다. 그러나 무릎 90° 굴곡상태에서는 내회전 약 10°, 외회전 약 40° 회전운동이 가능하다.
a. 슬관절을 90° 굴곡상태에서 대퇴골을 수평상태로 고정하여 경골을 회전시키면 내측과 쪽으로 회전 중심이 있고 30~50°의 회전이 일어난다.
b. 슬관절을 90° 굴곡상태에서 경골을 고정하여 대퇴골을 회전시키면 슬관절의 중심을 축으로 하여 약 40°의 호를 그린다.

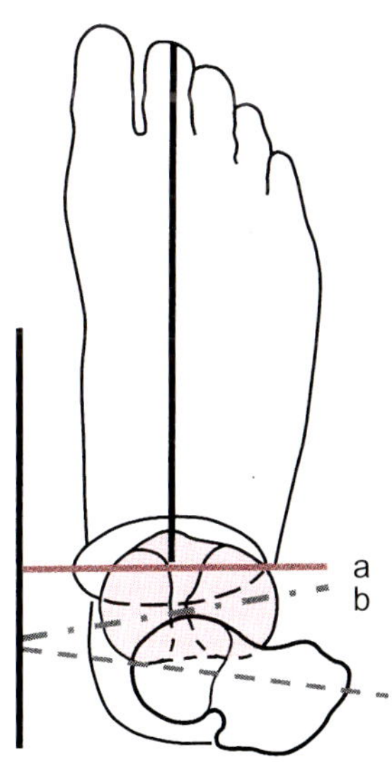

그림 II-16 **쪼그리고 앉는 자세를 취할 때의 슬관절의 회전운동이 일어나는 구조(Nagamatsu)**[11)]
좌우의 발을 평행으로 하고 기립 자세에서 쪼그리고 앉는 자세를 취하면 성인에서 경골관절면의 축은 족관절(거골하퇴관절의 축)에 대해서 약 20° 내염전하고(경골은 외염전하고 있다), 고관절(대퇴골두 전방 염전은 약 12°)은 외염전하고 있으며, 또한 대퇴골은 약 7~9° 외반하고 있기 때문에 대퇴골두는 고관절로부터 탈구하는 방향으로 움직이지만, 대퇴골두는 고관절 내에 고정되어 있기 때문에 무릎이 굴곡함에 따라 슬관절 내에서 회전(경골은 대퇴골에 대해서 내회전 = medial pivot)하게 된다.

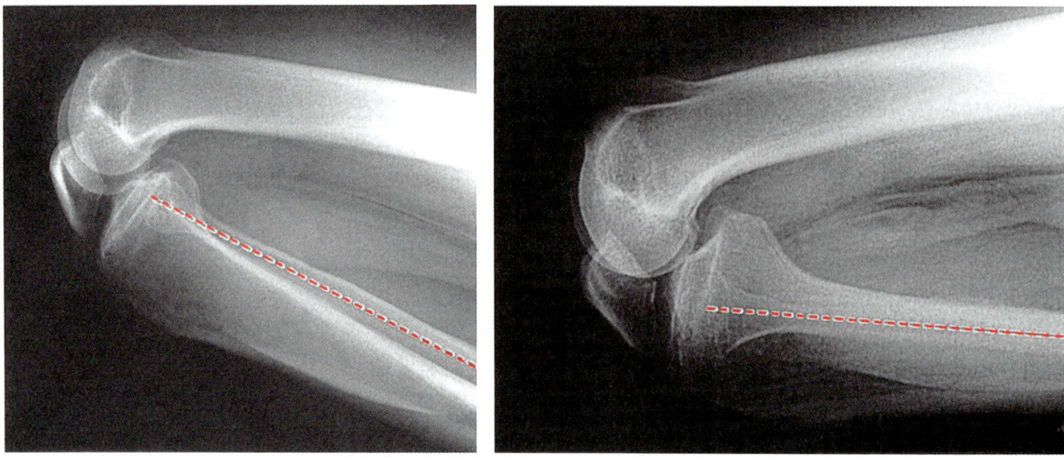

그림 II-17 무릎 꿇고 앉는 자세와 쪼그리고 앉는 자세에서 무릎의 X선 소견
무릎 꿇고 앉는 자세에서는 무릎은 완전하게 굴곡상태를 취하고 경골은 충분히 내회전한다. 쪼그리고 앉는 자세에서는 무릎 꿇고 앉는 자세와 비교하여 굴곡, 내회전은 약간 제한된다. 이것은 족관절, 고관절이 충분히 고정됨으로 인해서 무릎에서의 내회전이 제한되기 때문이다.

「슬부통」의 예방

슬관절은 고관절과 함께 사람이 서서 생활할 때 가장 큰 부하를 받는 관절로, 그 부하는 통상적인 보행에서 체중의 3배로 되어 있고 고관절과 달리 그 안정성은 모두 연부 조직에 의한다. 관절 자체의 구조는 반월을 포함한 강력한 인대에 의해 무릎의 복잡한 기능이 유지되고 있다는 것은 충분히 이해되고 있다. 그러나 무릎의 그 역동적으로 움직이는 힘의 근원으로써 근육의 역할도 중요하고, 특히 무릎질환의 예방 · 치료 시에 그 성적을 좌우한다.

무릎의 변형성 관절증에 대해서 설명하면 가끔 무릎의 정렬 이상(내반 · 외반, 굴곡)으로 인하여 조기부터 발생하는 경우도 있지만, 노화에 의해 분명한 증상이 나타나기 시작하는 것은 일반적으로는 60세를 지나고 나서이다. 저자들의 무릎 교실 경험에서는 무릎의 가벼운 신전 제한(관절운동범위의 감소)과 무릎 신근군의 근력 저하가 나타난다. 그러나 초기에는 슬부통을 호소하는 사람의 비율은 낮고, 관절운동범위의 감소, 근력 저하를 알아차리지 못하는 경우가 대부분이다. 따라서 무릎에 관해서는 이 두 가지 항목을 중심으로 운동 지도를 하는 것이 중요하다.

관절운동범위의 감소에 대해서는 무릎은 이관절근이 가장 많은 관절이며, 노화에 의해 관절운동범위가 감소하는 원인은 관절 구성 조직의 구축보다도 근육의 유연성이 크게 관여한다. 중년층에서는 고관절에 이상이 없어도 기립 자세에서 하지를 슬관절 신전상태로 자신의 어깨 높이까지 올릴 수 있는 사람이 거의 없는 것은 근육의 신전성이 저하되어 있다는 것을 나타낸다. 이 원인은 이관절근인 슬굴곡근과 비복근의 충분한 유연성이 없는 것에 의한다. 이 근육의 구축에 대해서는 메디컬 스트레칭이 유효하다는 것은 기초편에서 서술한 바와 같다. 또한 이러한 근육 구축의 치료는 정적인 스트레칭뿐만 아니라, 저자들은 실제로 근육을 움직이는 과정에서 동적인 형태로 실시하면서 좋은 결과를 얻고 있다. 즉, 보행 시에 주동작근(대퇴사두근)을 활동하게 하면서 길항근(슬굴곡근)을 스트레칭하는 보행 동작을 지도하고 있다. 또한 무릎에 대한 메디컬 스트레칭은 스트레칭 후의 근력 저하가 보이지 않고 운동능력의 저하도 거의 없다는 것을 보여준다.[12, 13]

근력 저하에 대해서는 정적인 형태로의 근력 강화법〔이른바 하지직거상(straight leg raising, SLR)〕이 표준적인 방법이지만, 동적인 방법(신체 운동을 가미하면서) 즉 무릎 신전 보행, 복와위 하지신전 운동, 슬관절 완전신전상태 보행(보폭이 매우 작은 보행), 근육을 의식하여 다리 신전 기계(leg extension machine)에 의한 저속 · 저부하 운동 등을 증례에 따라 지도하고 있다. 근력 강화 시에는 저속 · 저부하를 원칙으로 해서 항상 훈련하는 주동작근을 의식시켜 손으로 그 단단한 정도를 확인하도록 지도하는 것이 중요하고, 목적으로 하는 근육 주위의 관절을 고정하는 것과 같은 작용에 의해 이 기법이 길항근의 근육 활동을 유발하게 되어 근육 및 관절에 지나친 부하를 주지 않고 근력 강화를 할 수 있다는 것을 보여준다.[14]

이와 같은 방법은 고령자의 근력 증강에는 좋지만 길항근의 활동이 수반되므로 스포츠 경기 등 기록을 목적으로 하는 운동에서는 적당하지 않다고 생각하고 있다.

◎「슬부통」 예방 체조

스트레칭과 근육의 재교육

스트레칭법(메디컬 스트레칭)

피험자를 바닥 위에서 다리를 길게 뻗고 앉는 자세로 하고 슬관절은 가능한 한 굴곡상태를 취하게 하며, 족관절 배굴을 피험자의 손을 이용해 수동적으로 앞으로 끌어당기도록 지시한다. 슬관절이 충분히 굴곡할 수 없는 경우(비만으로 체간 전방굴곡이 충분하지 못한 경우)는 전족부에 적당한 길이의 수건을 걸쳐 족관절을 배굴하도록 당긴다. 이와 같은 자세를 20~30초간, 2 ~3회 실시함으로써 20° 정도의 신전 제한은 완화된다. 이 기법에 의해 슬굴곡근과 비복근은 각각 근육의 기시 · 종지가 이완된 상태로 스트레칭된다. 이 때 통증을 거의 호소하지 않고 근육은 스트레칭된다. 다리를 길게 뻗고 앉는 자세, 슬관절 신전상태에서 슬와부에 틈이 없는 것을 확인한다. 이 기법에 의해 슬관절의 신전이 충분히 가능하게 되어도 이 기법 1회로 영속적으로 개선되는 것은 비교적 드물므로 1일 아침, 저녁으로 2~3주간 지속하는 것이 중요하다(그림 II-18, 19).

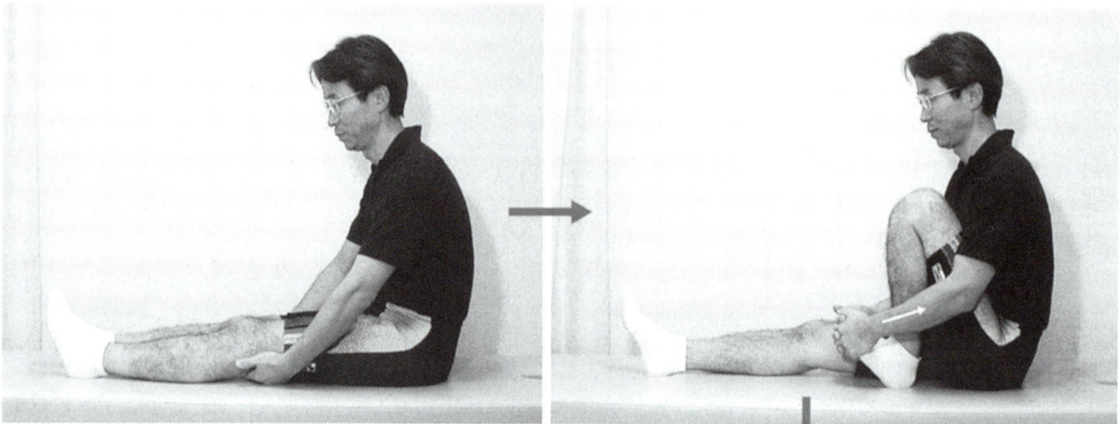

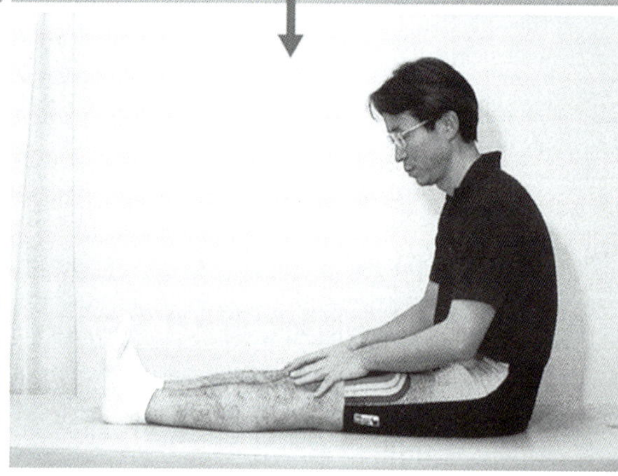

그림 II-18 슬관절 메디컬 스트레칭[13)]

다리를 길게 뻗고 앉는 자세에서 슬관절은 가능한 한 굴곡 자세를 취하고, 또한 족관절 배굴을 피험자의 손을 이용해 수동적으로 하도록 지시한다. 20초간×1~2회 유지한다. 구축이 심한 증례에서는 하루에 여러 번, 때로는 목욕 후에 시행하는 것이 바람직하다.

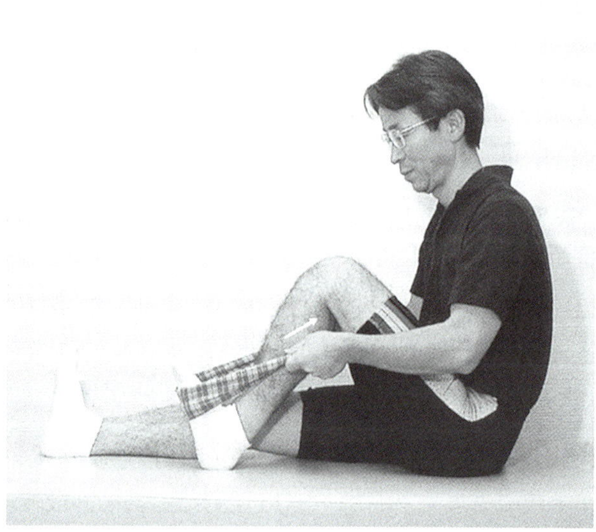

그림 II-19 슬관절 메디컬 스트레칭[13)]

슬관절을 충분히 굴곡할 수 없는 경우(비만으로 체간전방굴곡이 충분하지 못한 경우)는 전족부에 적당한 길이의 옷감, 수건을 걸쳐 족관절을 배굴하도록 당긴다. 이와 같은 자세를 20~30초간, 2~3회 실시함으로써 20° 정도의 신전 제한은 완화된다.

① 실제의 자세

바닥 위에서 피험자를 다리를 길게 뻗고 앉는 자세로 하여 슬관절은 가능한 한 굴곡 자세를 취하게 하고, 또한 족관절 배굴을 피험자의 손을 이용해 수동적으로 하도록 지시한다. 슬관절을 충분히 굴곡할 수 없는 경우(비만으로 체간 전방굴곡이 충분하지 못한 경우)는 전족부에 적당한 길이의 옷감 또는 수건을 걸쳐 족관절을 배굴하도록 당긴다. 이와 같은 자세를 20~30초간, 2~3회 실시함으로써 20° 정도의 신전 제한은 완화된다.[13)]

② 슬관절 관절운동범위 개선

일반적으로 바닥 위에서 하고 있는 무릎 수술 후의 관절운동범위 훈련 시에는 무릎을 굽히도록, 또 무릎당기기 운동에 의해, 때로는 환자에게 슬관절 굴곡을 강제적으로 하는 것과 같은 지도를 볼 수 있는데, 이 때 족관절의 움직임에 주의를 기울이는 것이 중요하다. 족관절을 배굴시킴에 따라 이관절근인 비복근이 신장되게 되어 슬관절은 환자 자신도 모르는 사이에 어느 정도 그 굴곡 각도가 증가한다. 이 때 당연하지만 대퇴사두근은 이완하게 되고, 또한 슬굴곡근의 작용도 좋아지기 때문에 환자는 무릎의 굴곡 운동을 편하게 할 수 있다는 것을 깨닫게 된다(그림 II-20).

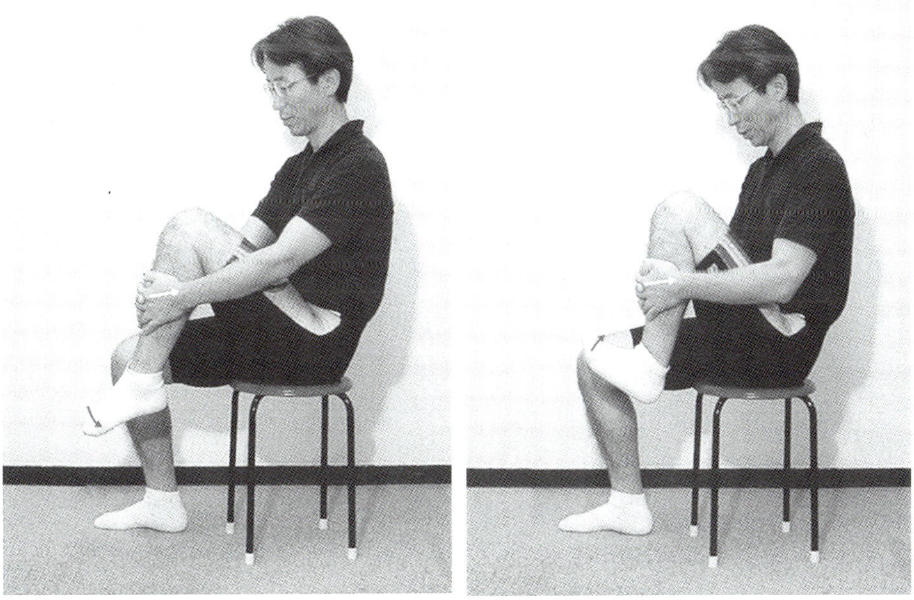

그림 II-20 슬관절 관절운동범위 개선(심부굴곡 획득 목적) 기법
무릎 수술 후의 관절운동범위 훈련 시에 무릎당기기 운동에 의해 가끔 굴곡을 강제적으로 하는 지도방법을 볼 수 있는데, 족관절을 배굴시킴으로써 이관절근인 비복근이 신전되어 슬관절은 환자 자신도 모르는 사이에 어느 정도 굴곡 각도가 증가한다.

③ 슬관절 심부굴곡 획득

무릎을 꿇고 앉는 동작을 잘 할 수 없는 증례에서는 작은 비닐 공을 무릎 사이에 끼워서 앉도록 지시함으로써 본인도 모르는 사이에 굴곡 각도가 개선되는 것을 볼 수 있다. 이 현상은 무릎을 꿇고 앉는 자세에서는 이관절근인 대퇴직근은 이완하고 있지만 무릎에 끼운 공에 반응하여 슬굴곡근, 비복근이 활동적인(active) 작용을 뇌로부터 자극 받기 때문에 반사적으로 길항근인 대퇴사두근이 이완하게 되어 무릎 심부굴곡이 쉬워진다(그림 II-21).

④ 동적인 스트레칭 : 무릎 신전 보행

보행 연습 시에 후방에 있는 다리를, 충분히 무릎을 신전할 수 있을 때까지 반 템포 늦추게 함으로써 대퇴사두근군을 충분히 수축시켜 길항근인 슬굴곡근을 스트레칭하여 걷는 방법이다. 이것에 의해 대퇴사두근 근력을 높이고 슬굴곡근을 이완시키는 것을 목적으로 한다. 이 방법은 언제라도, 어디에서라도 실천이 가능하므로 일상적인 운동습관으로써 가능하다(그림 II-22).[14]

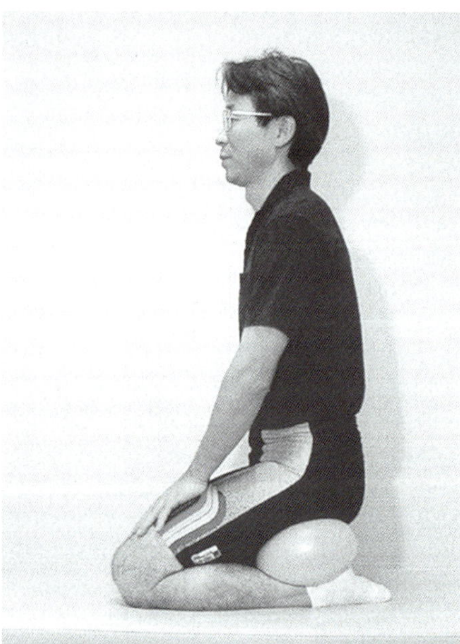

그림 II-21 **슬관절 관절운동범위 개선(심부굴곡 획득 목적) 기법**
무릎을 꿇고 앉는 동작을 잘 할 수 없는 증례에서는 작은 비닐 공을 이용하여 무릎에 끼워서 앉도록 지시함에 따라 본인도 모르는 사이에 굴곡 각도가 개선되는 것을 볼 수 있다.

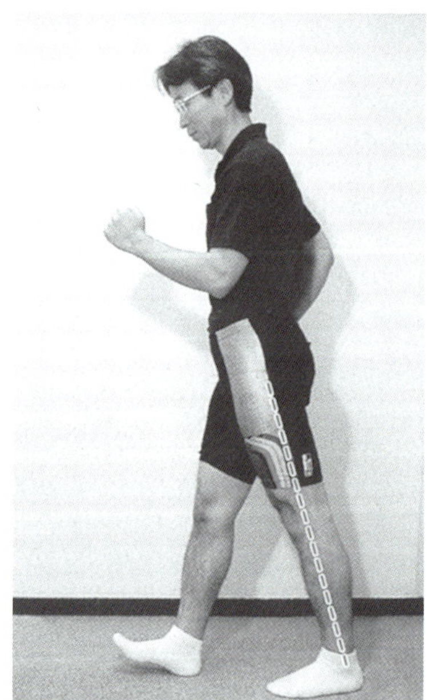

그림 II-22 **무릎 신전 보행**[14]
보행 연습 시에 후방에 있는 다리를 충분히 무릎을 신전할 수 있을 때까지 반 템포 늦추게 함으로써 대퇴사두근군을 충분히 수축시켜 길항근인 슬굴곡근을 스트레칭하여 보행한다. 대퇴사두근 근력 강화와 무릎의 가벼운 구축 개선을 기대할 수 있다.

근력 강화와 근육의 재교육

① 하지직거상(straight leg raising, SLR) 훈련

정적인 형태에서의 근력 강화법으로 표준적인 방법이며, 하지 자체의 무게를 이용하여 무릎을 신전상태에서 거상 운동을 반복하는 방법으로, 다리를 길게 뻗고 앉는 자세에서 발을 20㎝ 올리고 여기에서 10~20초간 멈추어 천천히 내리고 또한 올린다. 이 동작을 10회로 하고 1~3세트를 시행한다. 이 방법은 무릎이 완전히 신전되어 있는 것이 중요하고, 또한 대퇴사두근이 충분히 수축하고 있는 것을 지도하는 것이다. 완전히 신전되어 있지 않으면 근육 활동이 충분히 일어나지 않는다는 단점이 있다. 그러나 이 방법은 언제 어디에서라도 가능하므로 가정에서 하기 쉽다. 또한 하퇴에 가벼운 부하를 주는 것도 가능하다(그림 II-23).[14)]

② 다리 신전(leg extension)(기계에 의한)

SLR과 원리적으로는 같지만 기계에 의해 일반적으로 잘 이용되고 있는 훈련법이다. 의자에 앉은 자세에서 하퇴에 부하를 걸어 무릎을 완전히 신전시켜 대퇴사두근 근력을 강화하는 훈련법이다. Inami(稻見) 등은 하퇴에 가벼운 부하(최대 하중의 30% : 60RM)를 걸어 대퇴사두근의 수축을 충분히 의식시키고 일정한 속도로(굴

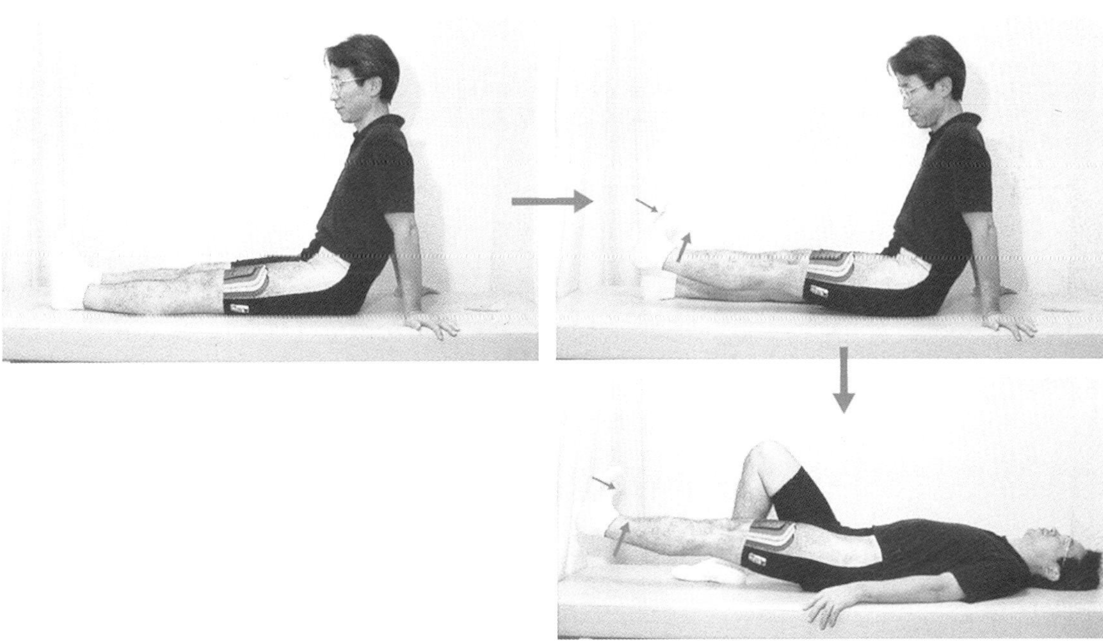

그림 II-23 하지 직거상 훈련(straight leg raising, SLR)[14)]
다리를 길게 뻗고 앉은 자세에서 훈련하는 쪽의 슬관절을 완전신전상태로 하고 족관절을 충분히 배굴시키면서 하지를 바닥에서 약 20㎝ 올리고 그 상태에서 10~20초간 유지한다. 1세트 10회로 하여 1~3세트, 하루에 여러 번 실시한다. 최저 3주간 계속하는 것이 바람직하다.

곡 · 신전, 각각 3초간) 훈련을 1세트 20회, 주 2~3일, 3개월간 실시한 결과 중간 정도의 부하(최대 하중의 50%)와 동등한 근력의 증가를 얻고 있다. 이것에 의해 가벼운 부하에서도 주동작근을 의식하면서 느린 속도(slow pace)로 일정하게 훈련함으로써 길항근의 활동도 유도하게 되어 좋은 결과를 얻을 수 있다(근육의 재교육)(그림 II-24, 25).[13)]

③ **무릎 신전 보행**

보행 시에 실천 가능하고, 자체 무게를 부하하는 것에 의해 실시하므로 이 방법을 체득했다면 효과적인 방법이다. 특히 대퇴사두근이 충분히 수축하고 있는 것을 확인하기 쉽고 산책 시에 가능하다.[14)]

④ **슬관절 완전신전상태 보행(보폭이 매우 작은 보행)**

이 방법은 기립 자세에서 슬관절 완전신전상태로 하여 대퇴사두근을 긴장시키는 자세를 유지하고 족저를 충분히 바닥에 붙이면서 1/3발길이씩 전진하는 방법이다. 근전도학적으로는 충분한 근육 활동을 볼 수 있고 2m를 1세트로 하여 보행 훈련을 실시하는 것이다. 이 보행의 요령을 체득하는 데에는 약간의 연습이 필요하다(그림 26).[14)]

⑤ **복와위 하지 신전 운동**

이 방법은 복와위에서 양 주관절을 굴곡상태로 해서 상체를 지탱하고 신체를 똑바

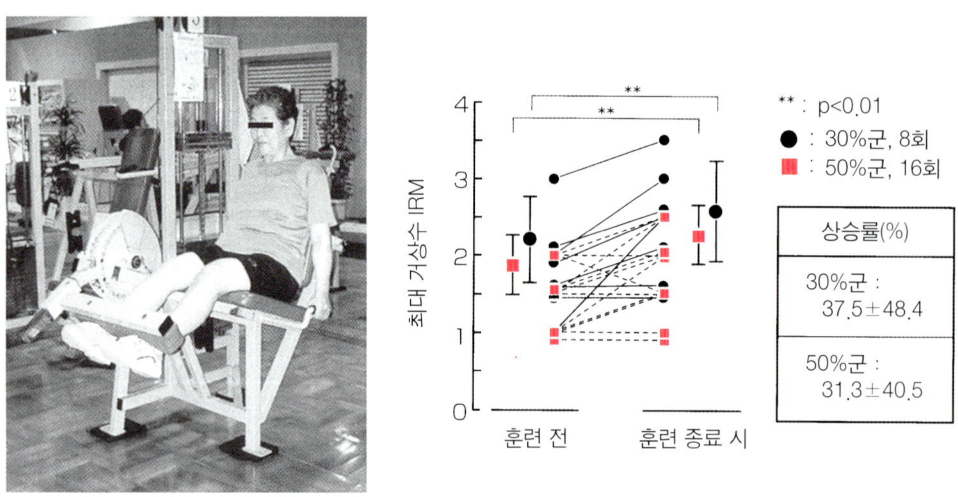

그림 II-24 **다리 신전(leg extension)**[13)]

다리 신전 기계(leg extension machine)를 이용하여 실시한다. 일정한 속도로(굴곡 · 신전 각각 3초간) 1세트 20회, 주 2~3일, 최대 하중의 30% 부하로 주동작근인 대퇴사두근을 의식하면서(손으로 근육의 단단함을 느낀다) 느린 속도(slow pace)로 실시한다. 최대 하중의 50% 부하군과 동등한 성적을 기대할 수 있다.

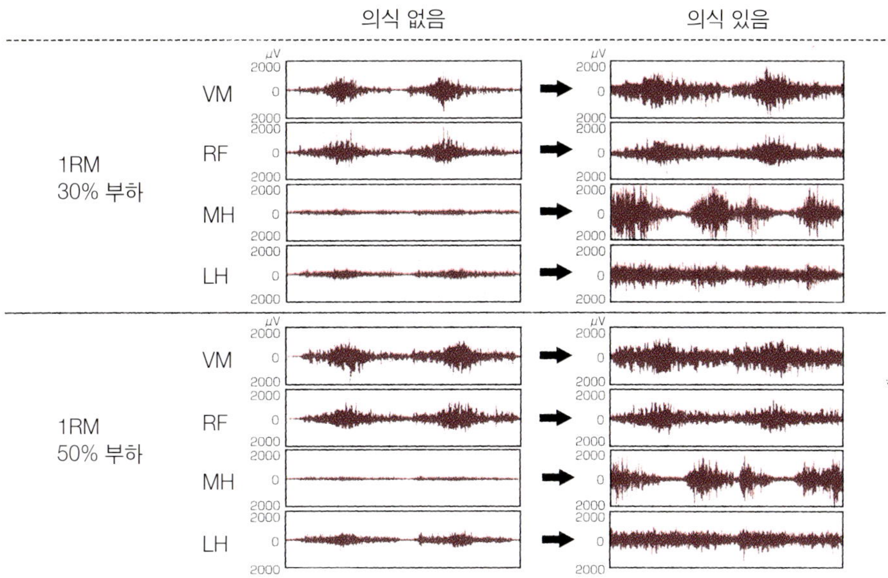

(VM : 내측광근, RF : 대퇴직근, MH : 내측슬굴곡근, LH : 외측슬굴곡근)

그림 II-25 다리 신전 기계(leg extension machine)에 있어서의 근육 활동[13)]

30% 부하에서도 근육의 수축을 의식함으로써 50% 부하와 동등한 근육 활동을 볼 수 있고 이 때 길항근인 슬굴곡근에 강한 근육 활동이 있다.

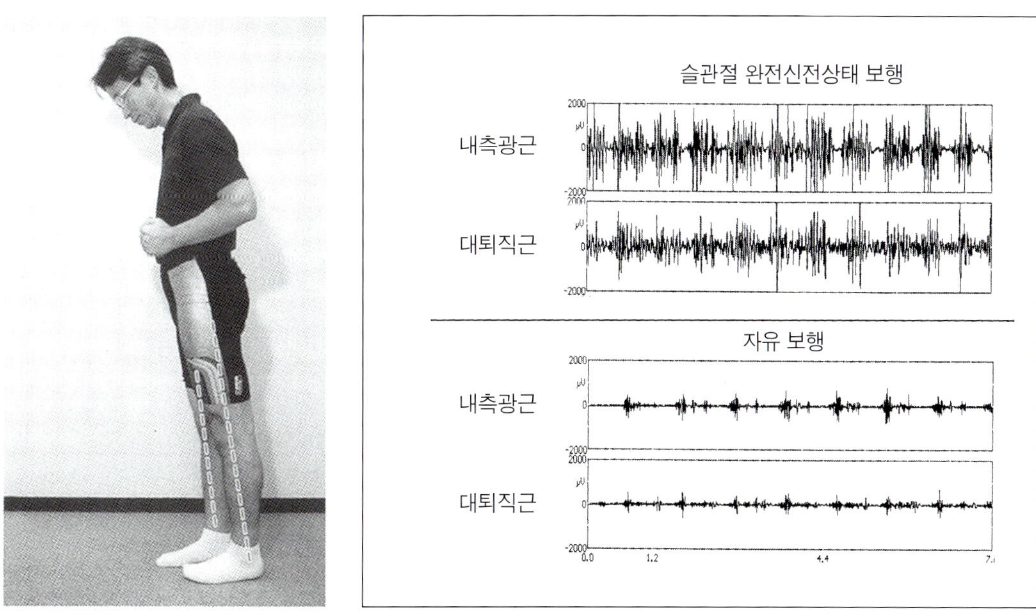

그림 II-26 슬관절 완전신전상태 보행(보폭이 매우 작은 보행)[14)]

기립 자세에서 슬관절 완전신전상태로 하여 대퇴사두근을 긴장시키는 자세를 유지하면서 발가락을 충분히 바닥에 대면서 1/3 발길이씩 전진한다. 근전도학적으로는 충분한 근육 활동을 볼 수 있다. 2m를 1세트로 하여 보행 훈련을 실시한다.

르게 슬관절 신전상태에서 발끝으로 서서 대퇴사두근을 긴장시키는 자세를 유지하는 방법이다. 요부에 부하가 걸리기 때문에 요통이 있을 때는 곤란하다. 이 자세에서 한쪽 고관절을 신전하고 몇 초간 이것을 실시하는 것이다. 근전도학적으로는 충분한 근육 활동을 볼 수 있다. 부하 시간은 증례에 따라 조정한다(그림 II–27).[14)]

⑥ 안다리 모으고 걷기

우리는 일반적으로 걸을 때 직선 위를 걷지 않는다. 1~2발 너비로 벌려 조금 외회전해서 걷고 있다. 그러나 무릎이 구부러져 있으면 신체를 안정시키기 위해서 무의식 중에 좀 더 벌려 걷고 있다. 이것은 대퇴부 내전근이 충분히 작용하지 않기 때문에 서서히 O다리가 되기 쉬운 보행이 된다. 따라서 O다리 예방을 위해서는 걸을 때는 무릎을 완전히 신전시키고, 가능한 한 무릎을 내측으로 모으듯이 걷는(내전근을 움직인다) 것이 중요하다. 적당한 크기의 공을 부드러운 무릎 사이에 끼고 걷는다(그림 II–28).

⑦ 직선 보행법

이 방법은 걷기 전에 우선 체중을 왼발 · 오른발에 교대로 싣는 연습(자신의 머릿속에서 좌 · 우를 의식하면서 체중을 싣는다)을 한 후, 마찬가지로 제자리걸음을 좌 · 우로 하고 나서 걷기 시작하여 직선 위를 걷는다. 이 걷는 방법을 연습하면 중심 균

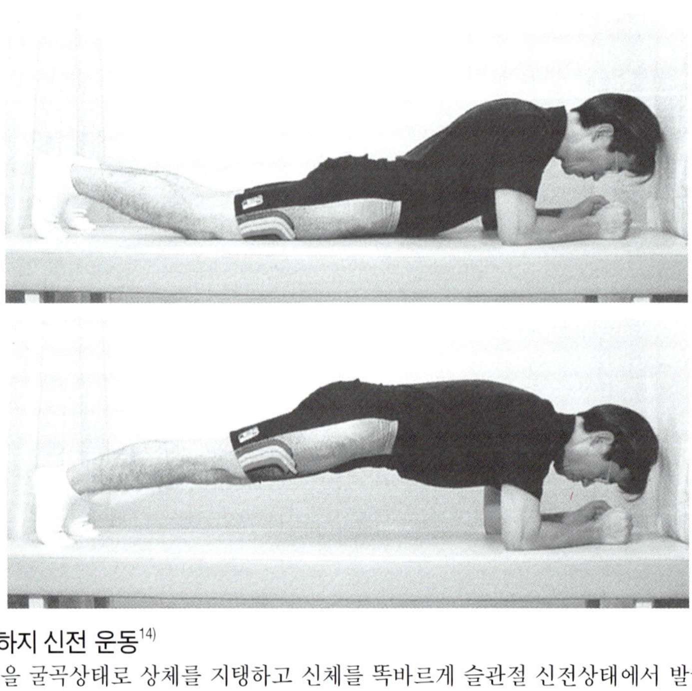

그림 II–27 **복와위 하지 신전 운동**[14)]
복와위에서 양 주관절을 굴곡상태로 상체를 지탱하고 신체를 똑바르게 슬관절 신전상태에서 발끝으로 선다. 대퇴사두근을 긴장시키는 자세를 유지한다. 또한 이 자세에서 한쪽 고관절을 몇 초간 신전한다. 요부에 부하가 걸리기 때문에 요통이 있을 때는 곤란하다.

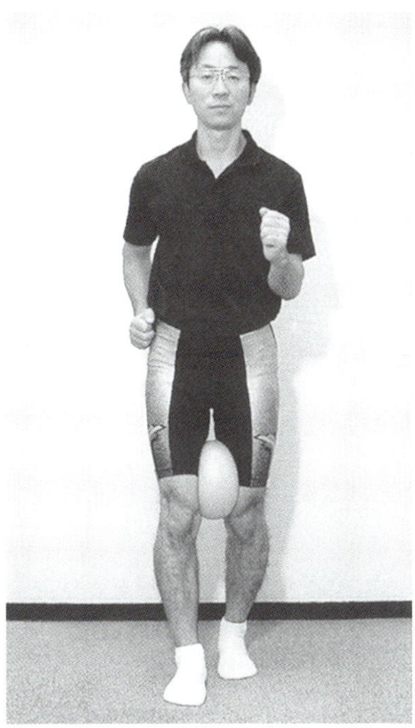

그림 II-28 **안다리 모으고 걷기**
1~2발 너비로 벌려 조금 외회전해서 걷는다. 걸을 때는 무릎을 완전히 신전시키고, 가능한 한 무릎을 내측으로 모으듯이 걷는(내전근을 움직인다) 것이 중요하다. 적당한 크기의 부드러운 공을 무릎 사이에 끼고 걷는다.

형을 잡기 쉬워져 평균대 위를 걷는 것이 용이해진다. 우리는 일반적인 보행에서 좌우 교대로 발을 내어 걷고 있는데, 중심을 완전하게 좌 · 우로 이동하면서 걷고 있지는 않다. 이 현상은 뇌가 항상 신체의 중심으로 하중선이 오도록 걷고 있는 것으로 생각된다. 따라서 노화가 진행되어도 이 현상은 계속되고 있어 일단 균형이 깨졌을 때 이것을 원래 상태로 되돌리는 것이 매우 어렵다. 이 직선 보행에서는 체중을 확실하게 좌우로 싣는 훈련을 한다. 즉, 뇌 내에 이 소프트웨어를 습관화시킴으로써 특히 고령자는 보행 시 휘청거림이 개선되는 것으로 생각하고 있다(전도 예방 워킹)(그림 II-29).

⑧ 손발을 같은 방향으로 하여 걷기

이것은 오른손 · 오른쪽 다리를 동시에 내서 걷는 방법이다. 이 보행 방법을 순조롭게 할 수 있게 되면 손발을 같은 방향으로 하여 달리는 것도 가능해진다. 옛 일본인은 그다지 손을 흔들며 걷지 않았던 것 같은데, 파발꾼은 자주 그림에서 볼 수 있듯이 봉을 어깨에 메고 손발을 같은 방향으로 하여 달렸을 것이라고 생각된다. 당연한 것이지만 짐을 멘 쪽의 하지가 앞으로 나오기 쉽다. 이 보행 방법을 충분히 연습함으로써 아차 하는 순간에 같은 쪽의 손이 나오게 된다. 이전 항의 직선 보행의 응용

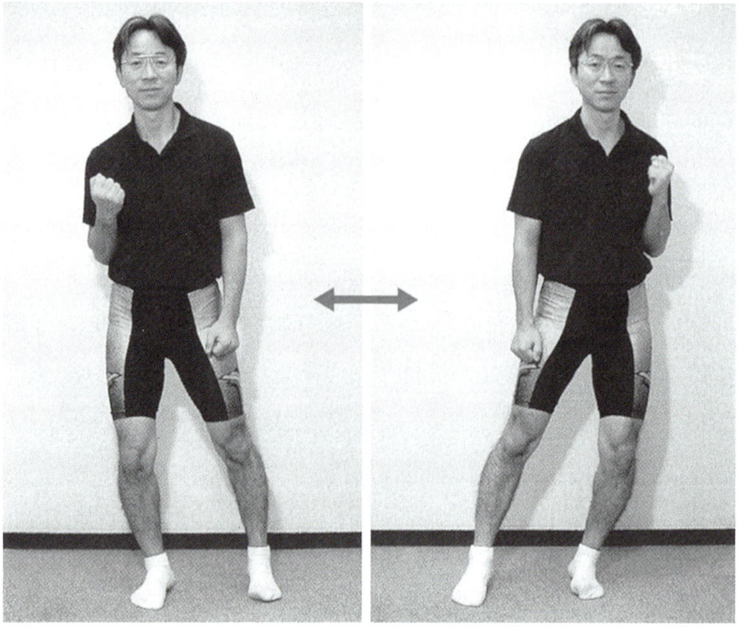

그림 II-29 **직선 보행법**
걷기 전에 우선 체중을 왼발 · 오른발에 교대로 싣는 연습 30회(자신의 머릿속에서 좌, 우를 의식하면서 체중을 싣는다)를 실시한 후 마찬가지로 제자리걸음을 좌 · 우로 실시하고 나서 걷기 시작하여 직선 위를 걷는다. 단시간에 상당히 안정된 보행이 가능해진다. 이 직선 보행은 체중을 확실하게 좌우로 옮기는 훈련을 하는 것이 가능한지의 판정이 가능하다. 즉 뇌내에 이 소프트웨어를 습관화시킨다.

이 된다. 보행 시의 중심 이동이 용이해지므로 전도 예방의 응용이 된다고 생각한다(그림 II-30).

⑨ 큰 보폭으로 걷기

큰 보폭으로 걸을 때는 발뒤꿈치부터 발을 지면에 닿도록 하면 자연스럽게 보폭이 넓어진다(그림 II-31).

⑩ 작은 보폭으로 걷기

이것은 보통 그다지 사용하지 않는 근육을 움직이게 한다.

⑪ 빨리 걷기

이 걷는 방법에 의해 빠른 움직임을 담당하는 근육이 작용하므로 아차 하는 순간의 몸의 움직임을 도와준다. 보통 우리 생활에서는 하지를 빨리 움직이는 것이 적기 때문에 일상생활 속에서 가끔 하는 것도 필요하다.

⑫ 천천히 걷기

이것에 의해 주동작근뿐만 아니라 길항근도 동원되므로 근력 강화가 된다.

⑬ 발가락끝으로 걷기

발뒤꿈치를 들면서 리드미컬하게 천천히 걷는다. 이것은 장딴지 근육에 강한 부하가 걸리므로 통증이 발생하지 않도록 가끔 몇 발자국씩 편성한다. 그 밖에 교차하여 걷기, 옆으로 걷기, 뒤로 걷기 등 생각하기에 따라서는 다양한 걷는 방법이 있으며, 인간이 지상에서 살고 있는 것을 충분히 이용하여 중력을 조금 의식함으로 인해서

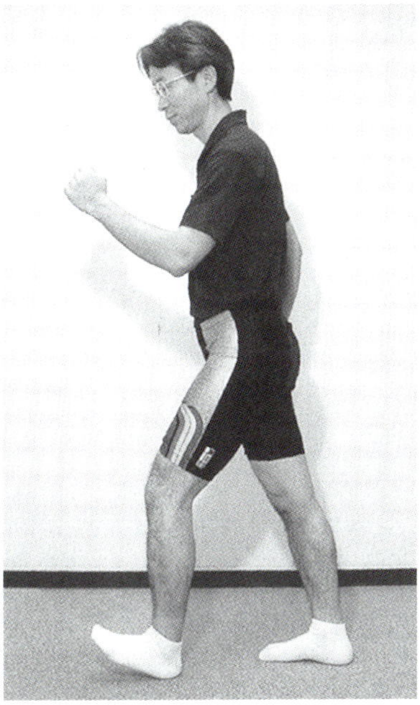

그림 II-30 **손발을 같은 방향으로 하여 걷기**
오른손 · 오른쪽 다리를 동시에 내서 걷는 방법이다. 손 · 발을 같은 쪽으로 내는 걸음으로, 이것이 순조롭게 가능해지면 손발을 같은 방향으로 하여 달리는 것이 가능해진다. 보행 시의 중심 이동 훈련(균형 보행)에 도움이 되는 걷기 방법이다.

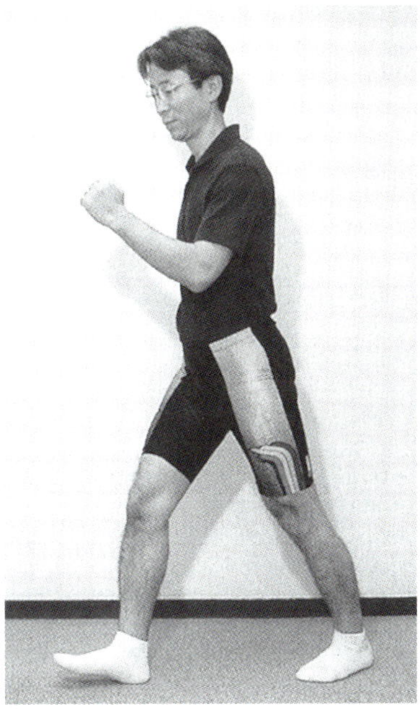

그림 II-31 **큰 보폭으로 걷기**
발뒤꿈치부터 발을 지면에 닿듯이 하면 자연스럽게 보폭이 넓어진다.

단순한 보행에서도 하지 근력 향상이 가능하다.

(4) 요통

요통을 호소하는 사람의 빈도는 노화와 함께 증가한다. 일본의 질환별 데이터 북(1995년)에 의하면, 실제로 계속적으로 진료를 받고 있는 환자 수는 추간판장애 25만 5천명, 요통증 33만 3천명, 척추증 및 유사한 장애 64만 9천명이며, 특히 척추에 관한 장애는 인구의 약 0.5%를 차지하고 50세 전후부터 증가하여 70~80대에 최고를 나타내고 있다. 대표적 질환은 중고령 남성에서는 변형성 척추증, 요부 척주관 협착증이 많고, 여성에서는 골다공증, 퇴행성 요추 전방전위증(degenerative lumbar spondylolisthesis)의 빈도가 높다.[15)]

본 항에서는 이러한 질환에 관하여 병태에 얽매이지 않고 척주를 지탱하는 근육의 작용과 기능적인 측면에서 요통의 병태를 고찰하여 요통 예방 체조에 관하여 서술한다.

「자세와 근육」의 구조

우리 인간은 원숭이와 같이 네 발로 움직였다가, 일어서 두 발로 걷게 되고 또한 상지를 사용하여 다양한 일을 할 수 있게 되었다. 이 중에서 일어서는 것은 신체에 큰 변화를 초래하였다. 지금까지 앞으로 구부리는 생활을 하고 있었던 것이 신체를 일으켜 일어섬으로 인해 척추를 둘러싸는 근육에 다양한 변화가 일어난 것으로 생각되고 있다.

똑바로 선 상태에서 자세는 우선 머리의 위치가 중요한 역할을 한다. 5㎏의 두부를 맨 위에 얹고 골반 위에서 똑바로 선 척추가 안정된 자세를 취하기 위해서는 두부는 전방을 바라보는 자세로 하고, 경추에서는 전방으로 만곡하고, 흉추에서는 보상적으로 후방으로 만곡한다. 그리고 일어섰을 때에 흉곽과 복부의 내장을 포함한 수십 킬로그램의 무게를 지탱하면서 균형을 잡기 위해 요추는 골반을 약 30° 전방으로 기울어지게 하고 그리고 전방으로 만곡을 하고 있다(그림 II–32).

근육을 모두 제거하고 인대만 있다면 척추는 기립 자세가 불가능하다고 알려져 있다. 이와 같이 지상에서 자세를 유지하기 위해 척추를 둘러싸는 근육은 중요한 역할을 하고 있다. 즉, 경 · 흉추부를 지지하는 배부(背部)의 근육, 이른바 척주기립근, 그리고 그것에 대항하는 복근, 그리고 흉요추부터 대퇴골로 연결되는 장요근은 인간이 기립 자세를 취하기 위한 필수적인 근육이다. 또한 골반부터 대퇴골로 연결되는 장요근은 기립 자세의 유지와, 걷고, 달리는 동작에 매우 중요한 역할을 하고 있다.[16]

우리 신체를 지탱하고 있는 척주는 경추, 흉추, 요추, 골반(천추)으로 이루어져 있는데, 태아(자궁내)는 경추가 앞으로 굽어져 있지만, 영유아 때는 일어서게 되면서 두부

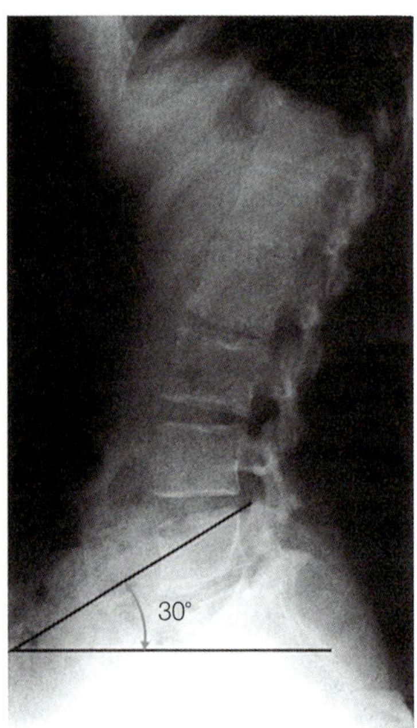

그림 II–32 **정상인, 기립 자세 요추 측면 X선상**

정상인은 30° 전방기울기를 나타낸다. 그 전방기울기를 유지하기 위해 요추는 전방으로 볼록한 만곡을 그린다.

를 들어 올리게 되어 전만 자세가 되고, 이것이 일어서는 것에 의해 성인은 직립 자세가 되었을 때 S자 만곡이 된다.

골반의 경사(전방기울기 · 후방기울기)에 의해 골반으로부터 위(척주)의 자세는 크게 바뀌게 된다. 건강한 사람(청년)은 복근이 충분히 작용하므로 배근과의 균형이 좋은 자세를 유지하는 것이 가능하지만, 근력(특히 복근)이 쇠약해지면 요추가 전방으로 만곡하여 골반은 전방으로 기울고, 골반이 앞으로 기울면 요추는 후방으로 젖혀진 형태가 된다. 이것은 배근이 수축하면 흉추부 · 요추부에서는 신전상태가 되기 때문에 기립 자세를 조정할 때 이 S자 자세를 양호하게 유지하기 위해 장요근을 수축하여 요추는(골반 전방기울기를 포함) 전만이 되도록 작용하고 있는 것으로 생각한다. 이와 같은 상태에서는 복근이 약할 것으로 생각되기 때문에 배근에 강한 부하가 걸려서 항상 배부근이 강하게 작용하게 되어 척주는 신전 · 구축되고, 또한 장요근도 신체의 균형을 잡기 위해서 구축되는 것으로 생각된다. 이것은 두부로부터의 중심 균형을 잡기 위한 자세이다(그림 II-33).[17)]

임상적으로 관찰해 보면 흉추부는 후만이 강하고, 흉요추부는 과신전상태, 요추는 전만 증가, 골반이 전방으로 기울고 있는 자세를 취하고 있는 경우가 많다. 따라서 기립

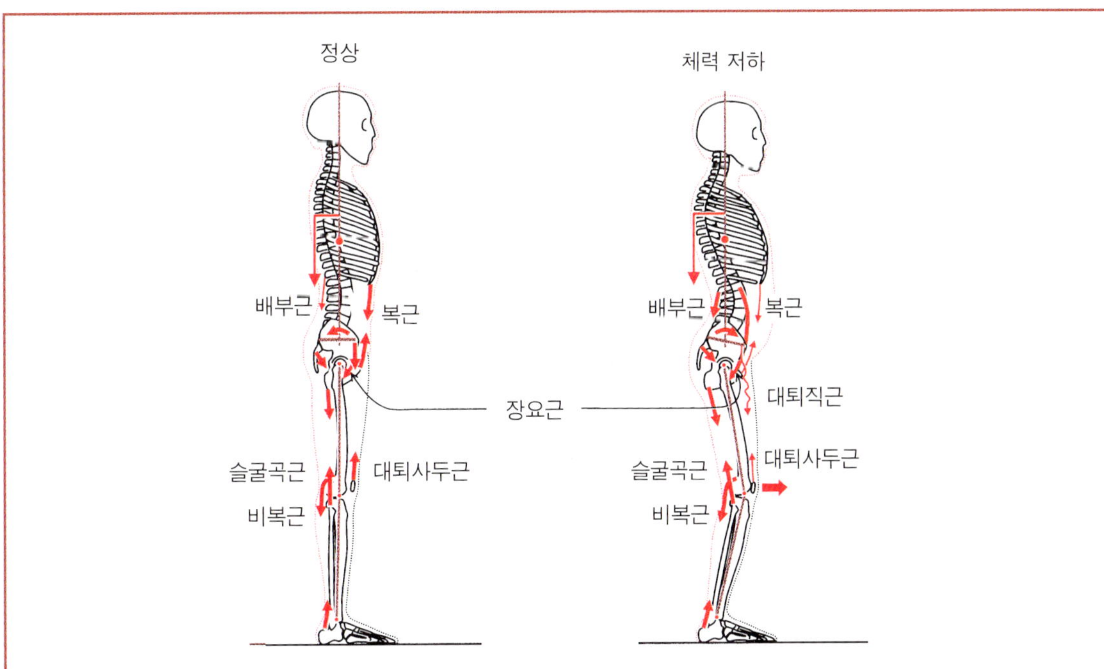

그림 II-33 정상인과 근력이 저하된 사람의 자세
복근 근력이 약하면 기립 자세를 유지하기 위해서 항상 배부근이 강하게 작용하여 척주는 신전위로 구축되고, 또한 요장근도 신체의 균형을 잡기 위해서 구축되어 있다. 때문에 요추가 전방으로 만곡하고 골반은 전방으로 기울어져 요추는 후방으로 휜 형태가 된다.

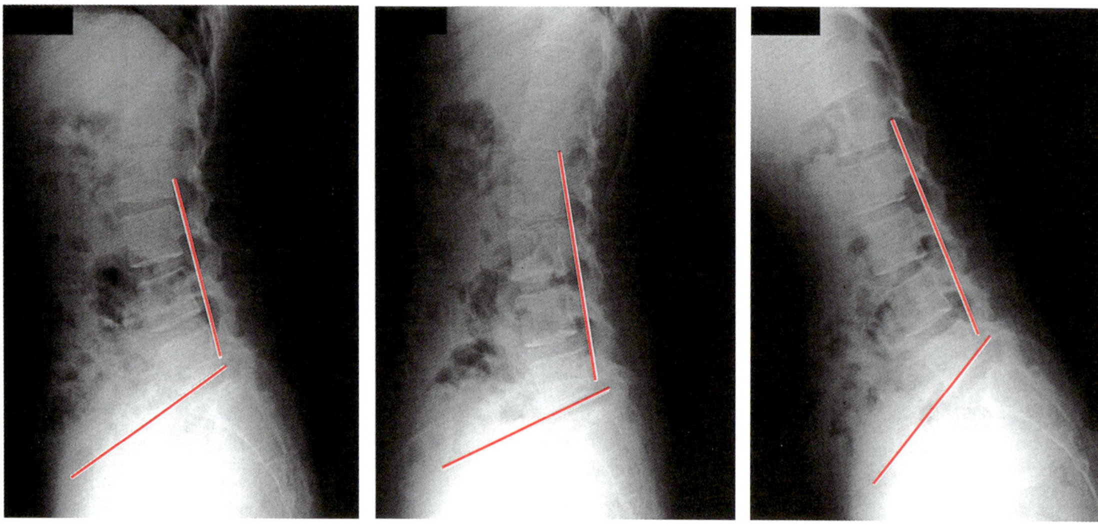

그림 II-34 요추 증례 X선상 : 20대 여성
요추 중립 기립 자세, 후방 신전 자세는 거의 같은 전만을 나타내고, 기립 자세에서 골반은 전방으로 기울어져 있다. 또한 전방 굴곡 자세에서도 전만은 변하지 않는다. 체조 지도로 요통은 경감한다.

자세에서의 척주 측면 X선상에서 중립 기립 자세, 전방굴곡 자세, 후방 신전 자세에서 요추의 전만이 변함없는 증례를 자주 볼 수 있다(즉, 전만이 거의 같다). 다시 말하면 항상 젖혀진 형태로 일상생활을 하고 있는 것이다. 그러나 현실적으로는 불가능하므로 보상적으로 골반의 전방기울기를 강하게 하여 기립 자세를 유지할 수 있는 형태가 되고 있는 것으로 이해된다(그림 II-34).

이러한 패턴은 중 · 노년 여성의 요통 환자(가성 요추 전방전위증을 포함)에게 많다. 또한 중 · 노년이 되어 허리가 굽는 것에 신경이 쓰여 이른바 좋은 자세를 유지하려고 젖혀진 자세를 취하는 사람이 많아 요추는 오히려 전만이 심해져서 골반이 전방으로 기울어있는 증례를 많이 본다. 이들 대부분은 잘못된 건강 정보에 의한 것이다.

이와 같이 자세의 기전을 고찰해 보면 사람은 원래 기립 자세에서는 배부근 75%, 복근은 25%로 균형을 유지하여 생활하고 있는 것으로 생각되는 것으로부터[15] 노화에 의해 정적 근력이 저하됨에 따라 배부근에 비해 복근은 작용할 기회가 적어 배부근 우위의 패턴을 취함으로써 항상 배근 및 장요근은 긴장상태에 놓여 있는 것으로 생각된다. 그러나 성인의 오랜 생활습관에 의한 자세로 인해 이 자세의 변화를 깨닫지 못하고 이 상태가 진행되어 오고 있는 것으로 생각한다. 이것이 중 · 노년이 되었을 경우에 원배(round back), 척주전만증(swayback)이며, 가성 전방전위증과 같은 상태인 요추 전만 자세를 초래하고 있다고 생각한다.

일본에서는 예로부터 고령자에게 허리가 구부러지는 것(전방 굴곡 자세)을 많이 볼 수 있는데, 좌식 생활에서 통증이 적고 쉽게 일할 수 있는 자세를 취하게 된 것이라고 추측된다.

그러나 현재의 입식 생활(의자 사용)에서는 이러한 자세를 취하지 않고 생활하기 때문에 오히려 고령자에게는 요추 전만 자세를 취하는 증례가 증가하고 있다고 생각한다.

또한 골다공증에 있어서 압박 골절을 초래하는 부위가 서양에서는 제7, 8흉추가 많은 데 비해 일본에서는 제12흉추, 제1요추에서 많이 볼 수 있는 것은 생활습관과 자세를 생각해보면 흥미롭다(그림 II-35~37).[18, 19]

저자들은 상기 현상 대부분의 관찰 결과로부터 요추의 전만을 감소시키는 것, 배부근의 구축을 완화시키는 것을 목적으로 하여 장요근 · 배부근의 스트레칭과 각각의 근력 강화를 계획하여 이것을 임상 예에 응용하고 있다.

「요통」 예방 체조

스트레칭에 의한 근구축의 개선

① 배부근에 대한 스트레칭

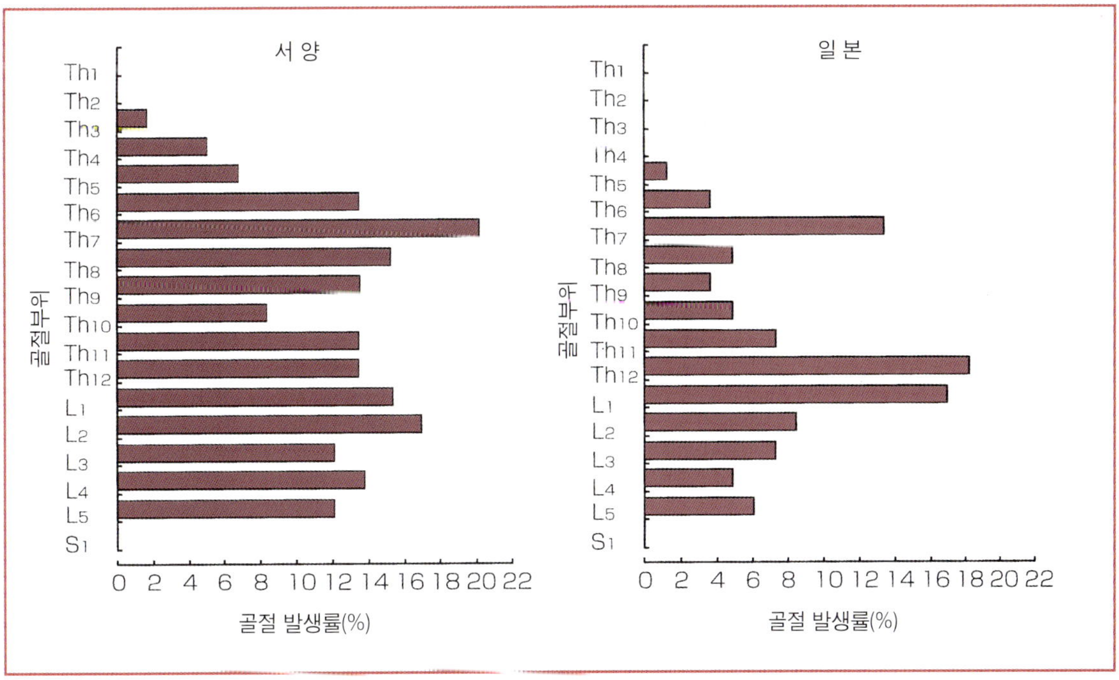

그림 II-35 **일본과 서양에서 척추 압박 골절의 차이**[18,19]

골다공증에 있어서 압박 골절을 초래하는 부위가 서양에서는 제7, 8흉추에 많은 데 비해 일본에서는 제12흉추, 제1요추에서 많이 나타나는 것은 생활습관과 자세에 의한 것이다.

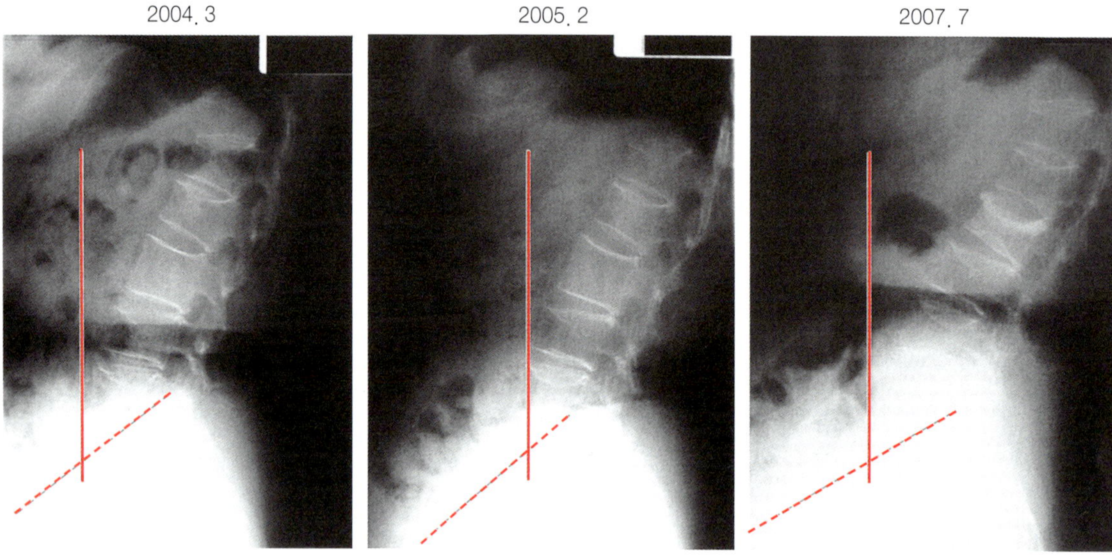

그림 II-36 **골다공증에 의한 압박 골절 예 : 70대 여성**
제1요추의 압박 골절을 볼 수 있다. 1년이 경과하여 골반의 전방기울기와 요추의 신전상태가 강하게 보인다(복근의 약화로 인해 배부근이 우위인 자세). 상배부근 근력 강화 지도 후 2년이 경과하는 중에 무거운 물체를 들어 올려서 제3요추 압박 골절을 초래하였다. 그러나 골반기울기는 개선되어 복근 근력, 배부근의 균형도 좋고, 통증 없이 건강한 일상생활로 복귀하였다.

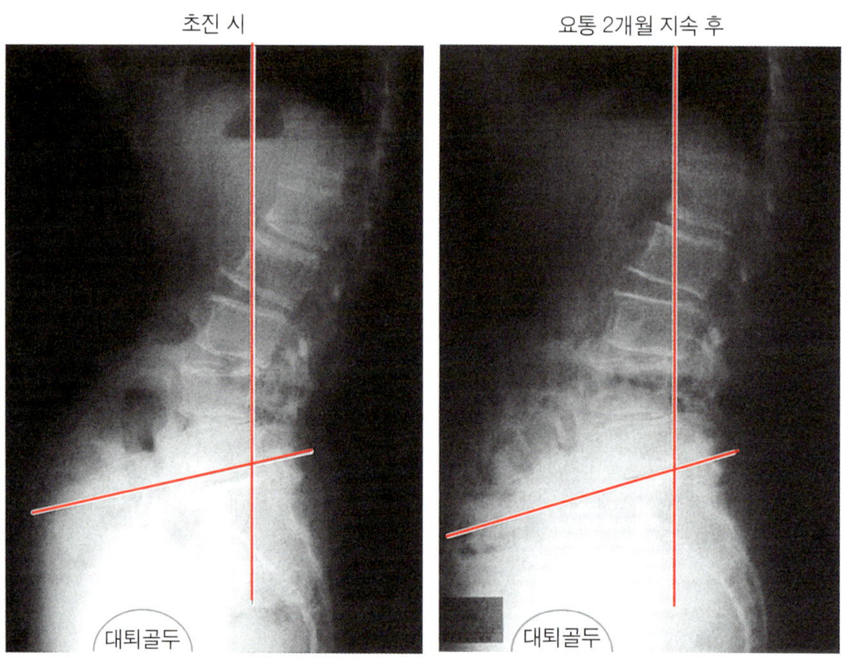

그림 II-37 **척주전만증(swayback) 증례 : 70대 여성**
심한 요통의 호소 : 장요근 스트레칭(책상다리 체조), 복근, 배부근 강화 체조 지도에 의해 요통이 경감된다. X선상 : 요추의 후방기울기와 골반의 수평화는 2개월의 지도로 골반의 전방기울기와 척주 정렬(alignment)의 개선을 볼 수 있다.

배부근에 대한 누운 자세와 앉은 자세에서의 스트레칭이 효과적이다.

• 누운 자세에서의 스트레칭 : 누운 자세에서의 무릎당기기 체조

앙와위에서 한쪽씩 무릎당기기를 실시한다. 반드시 한쪽은 고관절 신전상태에서 하는 것이 바람직하다. 이것은 신전상태를 유지함으로써 배부근은 약간 이완된 상태에 있기 때문이다(메디컬 스트레칭).

양손으로 한쪽 무릎당기기를 천천히, 무릎을 가능한 한 가슴에 닿도록 하여 통증이 나타나지 않는 곳에서 우선 그 위치를 고정하여 20~30초 유지하고 일단 이완시키고 재차 무릎당기기를 실시한다. 이것에 의해 서서히 깊게 굴곡이 가능해진다. 무릎이 가슴에 확실하게 붙는 것이 바람직하다(그림 II-38).

그러나 배부근보다 둔근의 구축이 강한 경우는 수축 · 이완 스트레칭(contract-relax stretching) 기법을 이용하여 실시하면 쉽게 굴곡이 가능해지는 것도 볼 수 있다.

이것은 무릎당기기를 시행해가며 더이상 고관절의 굴곡이 불가능할 경우 무릎당기기의 위치를 그대로 유지하면서 이것에 맞서 고관절 신전을 3~5초 노력하게 하여 그 직후 무릎당기기를 수동적으로 하면 서서히 무릎은 가슴에 가까워진다.

또한 장요근의 강한 구축이 있을 때는 무릎당기기를 가능한 상태까지 실시한 후 시술자는 같은 쪽의 족관절 내측에 손을 대고 고관절을 외회전하도록 지시한다. 이 때 시술자는 이 동작에 맞서 내회전 방향으로 힘을 가한다(수축 · 이완 스트레칭). 이 때 족관절의 외측에 손을 대고 고관절을 내회전하도록 시술자의 손을 누르도록 지시해도 괜찮다. 이 때 시술자는 이 동작에 맞서 외회전 방향으로 힘을 가한다(수축 · 이완 스트레칭)(그림 II-39, 40).

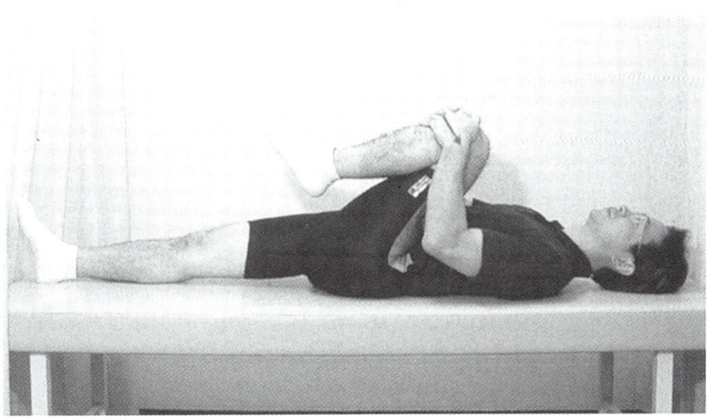

그림 II-38 누운 자세에서의 무릎당기기

양손으로 한쪽 무릎을 감싸고 천천히 무릎을 가능한 한 가슴에 닿도록 하여 통증이 나타나지 않는 곳에서 유지 · 고정하고 20~30초 유지한 후, 일단 풀고 재차 무릎당기기를 실시하다. 이것에 의해 서서히 깊은 굴곡이 가능해진다.

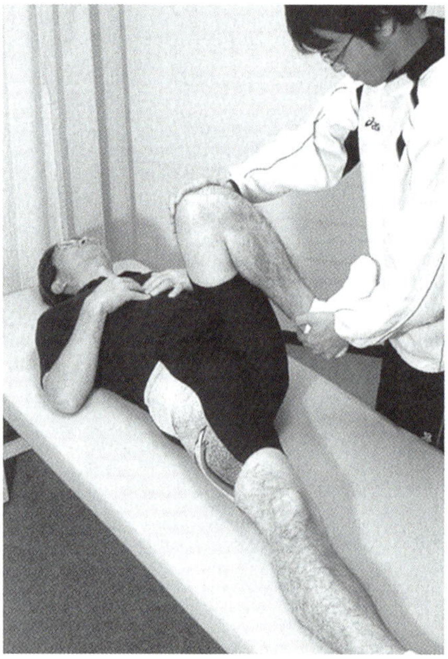

그림 II-39 **외회전 수축 스트레칭(앙와위)**
장요근에 강한 구축이 있을 때는 무릎당기기를 가능한 상태까지 실시한 후 시술자는 같은 쪽의 족관절 내측에 손을 대고 고관절을 외회전하도록 지시한다. 이 때 시술자는 이 동작에 맞서 내회전 방향으로 힘을 가한다(수축 · 이완 스트레칭).

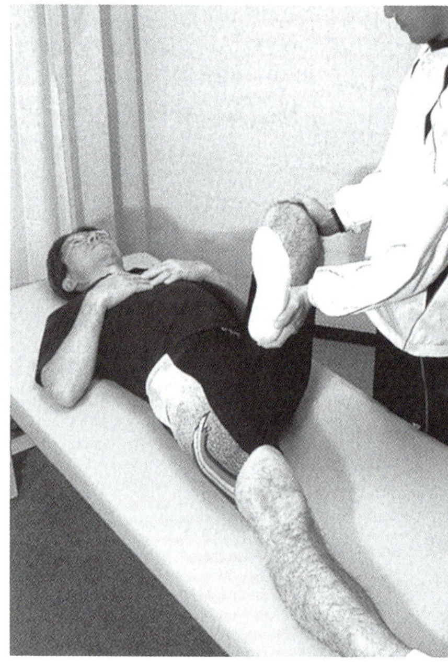

그림 II-40 **내회전 수축 스트레칭(앙와위)**
장요근에 강한 구축이 있을 때는 무릎당기기를 가능한 상태까지 실시한 후 시술자는 같은 쪽의 족관절 외측에 손을 대고 고관절을 내회전하도록 지시한다. 이 때 시술자는 이 동작에 맞서 외회전 방향으로 힘을 가한다(수축 · 이완 스트레칭).

이것에 의해 무릎당기기를 편하게 할 수 있게 된다. 무릎당기기를 좌우 편하게 할 수 있게 되면 이 체조는 끝낸다.

• 앉은 자세에서 배부근의 스트레칭

우선 체간 전방굴곡 · 체간 후방신전이 어느 위치까지 가능한지를 체크해 둔다. 다음으로 앉은 자세에서 시술자는 환자의 배측에 서서 환자의 상부 흉추부, 흉요추부, 요추부의 척추주위근에 손바닥을 대고 누르면서 이것에 맞서 되밀치도록 지시한다(척추근의 등척성 수축). 이것을 5초간×여러 차례 실시한다. 이 기법에 의해 체간 전방굴곡이 상당히 개선된다. 가끔 손바닥이 바닥에 닿는다(수축 · 이완 스트레칭)(그림 II-41).

① 장요근에 대한 스트레칭

• 앉은 자세에서의 무릎당기기

침대 위에 깊게 걸터 앉은 후 무릎당기기를 실시한다. 요통이 거의 없는 증례에서는 무릎당기기가 완전히 가능하여 무릎을 가슴에 밀착시키는 것이 가능하다. 그러나 증례에 따라서는 이 동작이 곤란한 경우도 있다. 이때에는 서서히 고관절과 슬관절의 굴곡을 강하게 한다. 누운 자세에서와 마찬가지로 천천히 가능한 위치까지 실시

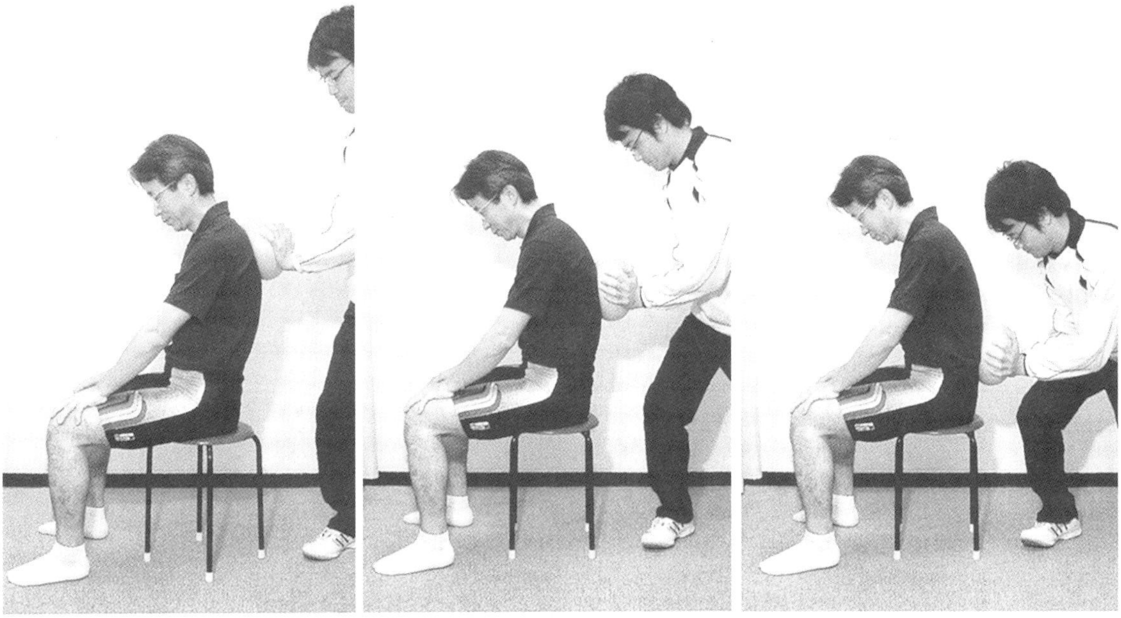

그림 II-41 **배부근에 대한 수축 · 이완 스트레칭**(contract relax stretching)
의자에 앉은 자세에서 시술자는 환자의 배측에 서서 환자의 상부 흉추부, 흉요추부, 요추부의 척추주위근에 손바닥을 대고 누르면서 이것에 맞서 되밀치도록 지시한다(척추근의 등척성 수축). 이것을 5초간×여러 차례 실시한다. 누를 때 작은 비닐 공을 이용해도 괜찮다.

하고 그 위치를 20~30초간 유지한 후 다시 이것을 반복한다. 이것은 이 다음 스트레칭의 준비 단계 동작인 것을 강조하고 싶다(그림 II-42).

고관절을 120° 이상 굴곡함으로써 장요근에 붙는 대퇴골의 소전자는 치골의 위치를 넘기 때문에 장요근은 완전히 이완하게 된다(그림 II-43).[20] 이 상태에서 장요근의 메디컬 스트레칭을 실시한다(책상다리 체조).

- 책상다리 체조[21, 22]

장요근이 구축되면 척주는 환측으로 만곡하고 상반신은 건측 방향으로 회선한다(장요근이 기능하는 방향). 걸터앉아서 고관절을 완전하게 굴곡하는 무릎당기기 자세를 취함으로써 장요근이 이완된 상태가 된다. 그러나 요통을 호소하는 증례에서는 환측의 책상다리 자세가 불가능한 경우가 대부분이다(이 이유는 요추의 강한 전만을 나타내는 증례는 장요근의 구축이 있다고 추측되어 장요근을 신전할 수 없으므로 고관절은 외전 및 외회전 자세를 취할 수가 없기 때문이다).

책상다리 체조는 상반신을 환측으로 넘어뜨려 전방굴곡하면서 책상다리를 하는 것 같은 자세(즉 고관절 외전, 외회전)를 취하고 환측의 팔꿈치를 무릎 위에 가볍게 올려 상반신을 건측으로 회전한다. 이 자세는 장요근을 이완시켜 대요근을 스트레칭하게 된다(메디컬 스트레칭).

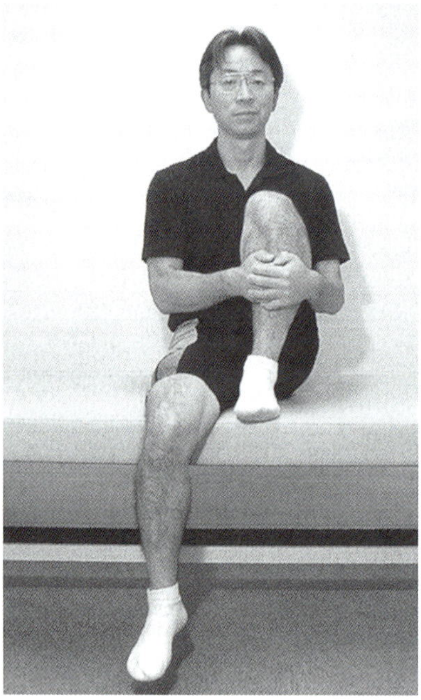

그림 II-42 **앉은 자세에서의 무릎당기기**
의자에 앉아 무릎을 한쪽씩 감싸 안고 천천히 무릎을 최대한 가슴에 가깝게 당긴 후, 그 위치에서 유지 · 고정하여 20~30초 유지한다.

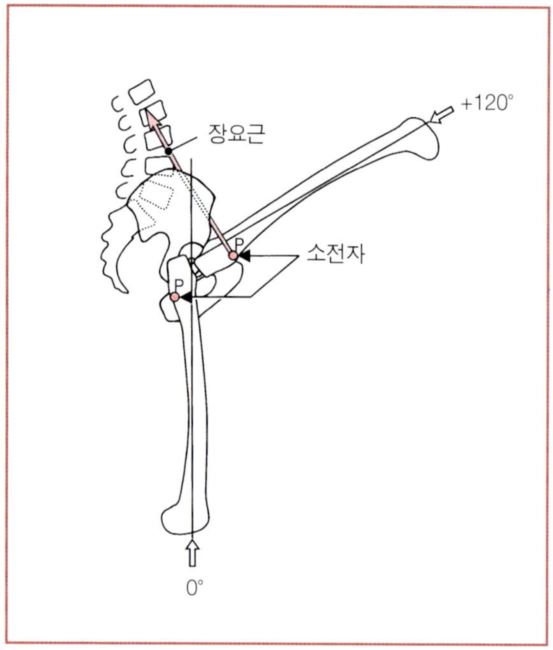

그림 II-43 **고관절 굴곡에 의한 장요근 기능의 역전**[20]
고관절을 120° 이상 굴곡함으로써 장요근에 부착하는 대퇴골의 소전자는 치골의 위치를 넘기 때문에 장요근은 완전하게 이완한다.

이 자세를 30~40초간 계속함에 따라 상반신을 일으켰을 때 자세는 거의 똑바로 되고 환측의 무릎은 바닥 위에 붙는 상태(책상다리 자세)가 가능하게 된다. 이 체조를 여러 차례 반복함에 따라 책상다리 자세가 쉬워진다. 그 결과 요추의 전만이 개선되는 것을 깨닫게 된다. 이 때 기립 자세를 취하게 하여 체간전방굴곡시키면 관절운동범위가 증가되어 손가락 끝이 바닥에 닿게 되는 것을 깨닫게 된다. 이것은 요추의 전만 구축이 개선(장요근 구축의 개선)되기 때문에 체간전방굴곡이 쉬워진 것이며 결과적으로 요통이 감소된다(그림 II-44).[21, 22]

본 체조는 급성기의 증례나 가벼운 증례에서는 기립 자세에서의 X선상이 스트레칭 전후에 개선되는 것을 볼 수 있는데, 요통이 장기적으로 경과된 예나 통증이 심한 증례에서는, 앉은 자세에서는 분명히 요추 전만이 개선되어 있어도 기립 자세를 취하게 하면 원래대로 돌아오는 증례를 많이 볼 수 있다. 이것은 장기간 이 요추의 자세가 고정되어 있어 뇌로부터의 지령(이 자세를 유지하는 근긴장을 즉시 제거할 수 없다: 생활습관병)으로 좀처럼 개선되지 않는 것으로 이해하고 있다.

이러한 증례에 대해서는 배부근을 포함하여 장요근을 이완시키는 상기 체조를 약 3주간 반복함으로써(뇌 내에 새로운 소프트웨어를 만들게 한다) 서서히 기립 자세에서의 요추 전만을 뇌에 익히게 할 필요가 있고 실제로 그러한 증례를 경험하고 있다(그림 II-45).

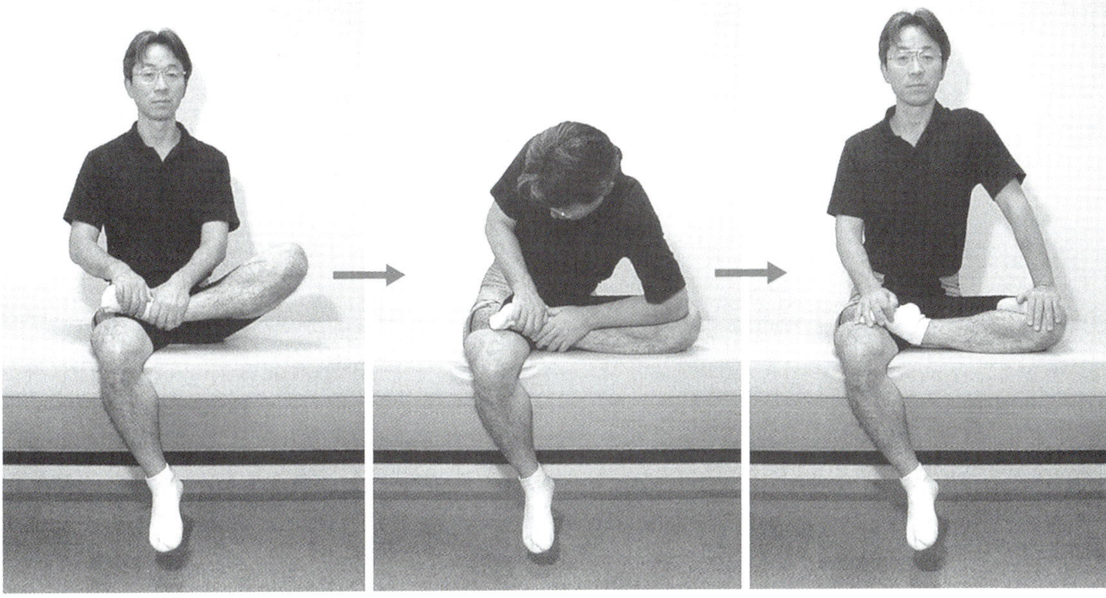

그림 II-44 **장요근의 메디컬 스트레칭(책상다리 체조)**[21, 22]
환측의 고관절을 최대한 굴곡상태로 유지하면서 상반신을 환측으로 넘어뜨려 전방굴곡하면서 책상다리 자세(즉 고관절외전, 외회전)를 취하면 환측의 팔꿈치를 무릎 위에 가볍게 얹고 상반신을 건측으로 회전한다. 이 자세는 장요근을 이완시켜서 대요근을 스트레칭하게 된다(메디컬 스트레칭). 이 자세를 30~40초간 계속함으로써 상반신을 일으켰을 때에 자세는 거의 똑바로 되고 환측의 무릎은 바닥 위에 붙는 상태(책상다리 자세)가 가능하게 된다.

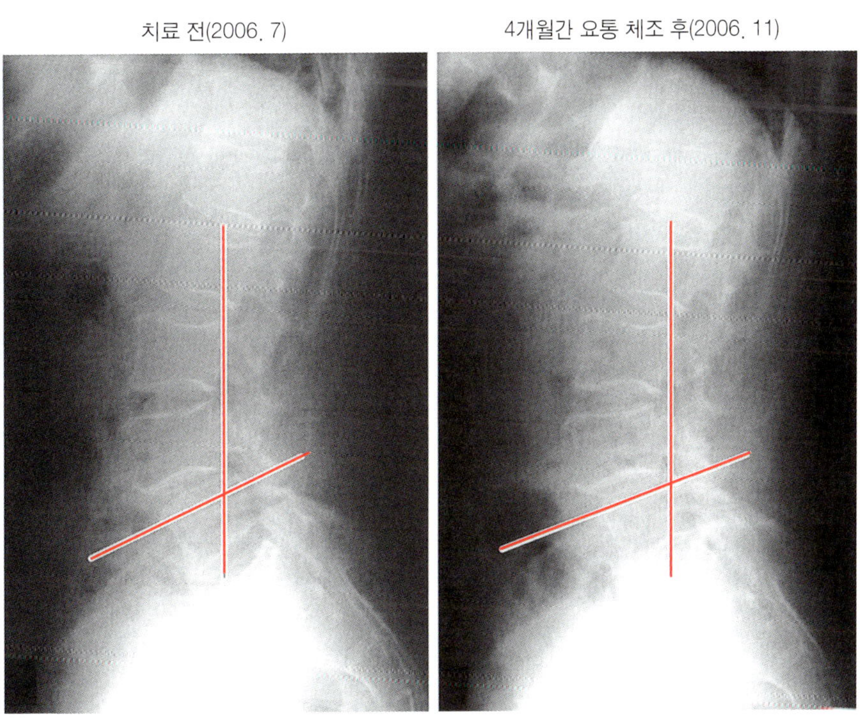

그림 II-45 **장요근의 메디컬 스트레칭(책상다리 체조) 증례 : 50대 남성**
장시간의 앉은 자세, 기립 자세에서의 요통, 체간전방굴곡 운동의 통증에 대해서 요통 예방 체조(배부근, 복근 근교육, 책상다리 체조)를 지도하였다. 요통은 경감한다. X선상 : 요추의 전만, 골반의 전방기울기는 개선되고 있다.

앞에서 기술한 골반기울기 운동(pelvic tilting exercise)을 첨가해서 배부근, 장요근, 복근에 대한 수축 · 이완 제어를 지도할 필요가 있다.

③ **골반기울기 운동**(pelvic tilting exercise)

- 앉은 자세에서의 운동

앉은 자세(의자에 앉은 자세)에서 골반(장골)을 전방으로 기울이고 후방으로 기울이는 운동으로 보통 시술자는 환자의 하부 요추에 손바닥을 대거나, 공을 대서 이것을 환자에게 후방으로 되밀치도록 지시함으로써 복근을 움직이는 것이 가능해져 골반을 자유롭게 움직일 수 있게 된다. 이 후방으로의 운동이 가능하게 되면 전방으로의 운동, 이것에 허리를 뒤로 젖히는 동작을 실시하여 천천히 이 골반 후방기울기, 전방기울기 운동을 실시하게 하여 이 동작을 확실하게 의식적으로 제어할 수 있도록 지도한다(그림 II–46).

- 앙와위에서의 운동

앙와위, 양측 슬관절 굴곡상태에서 앉은 자세에서와 같은 운동을 한다. 포인트는 요부 · 배부를 완전히 바닥으로 누른 상태에서 골반만을 움직이는 운동을 천천히 하는 것이다. 이 동작은 요령을 체득하는 데 조금 시간이 걸리지만 양손을 골반 양쪽 옆에 대고 골반을 회전시키는 느낌으로 시행하면 좋다(그림 II–47).

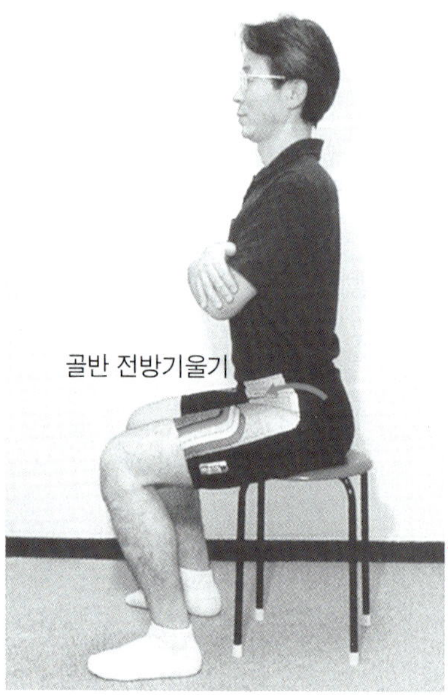

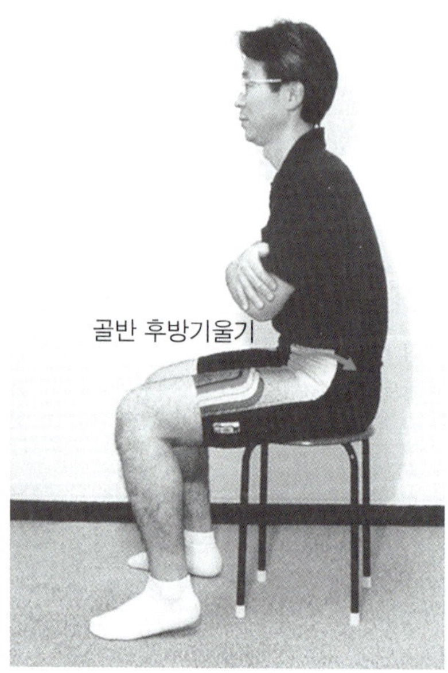

그림 II–46 **앉은 자세에서의 골반기울기 운동**(pelvic tilting exercise)
앉은 자세에서 골반(장골)을 전방으로 기울이고 후방으로 기울이는 운동으로 보통 시술자는 환자의 하부 요추에 손바닥을 대거나, 공을 대서 환자에게 이것을 후방으로 되밀치도록 지시함으로써 복근을 움직이는 것이 가능해져 골반을 자유롭게 움직일 수 있게 된다. 이 후방으로의 운동이 가능해지면 전방으로의 운동(허리를 젖히는 동작)을 실시하고 천천히 이 골반 후방기울기 · 전방기울기 운동을 시행하여 이 동작을 확실하게 의식적으로 제어할 수 있도록 지도한다.

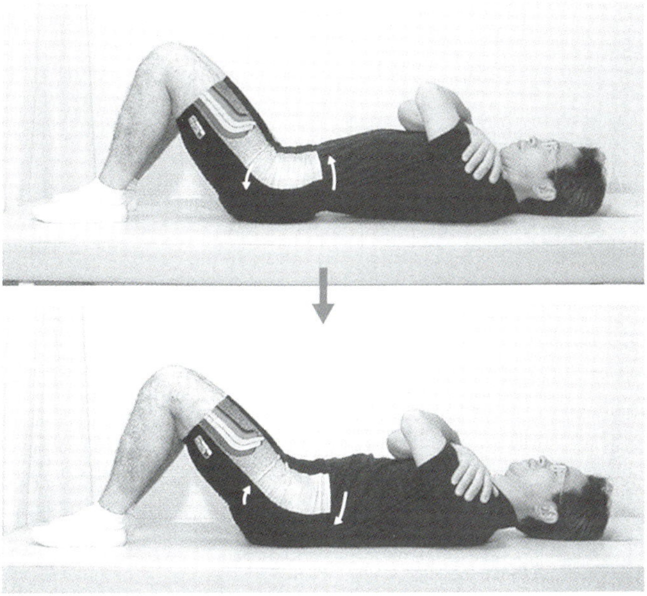

그림 II-47 **앙와위에서의 골반기울기 운동**
앙와위 · 양측 슬관절 굴곡상태에서 허리 · 배부를 완전히 바닥으로 누른 상태에서 골반만 움직이는 운동을 천천히 시행한다. 실제로는 배를 들어가게 하고 엉덩이를 올리도록(항문을 위로 올리는 느낌) 한다. 양손을 골반 양쪽 옆에 대고 골반을 회전시킨다는 느낌으로 시행하면 좋다. 이 동작의 요령을 체득하는 데는 약간 시간이 걸린다.

이 동작은 하복근군의 운동을 적극적으로 자신의 의지로 시행하는 근육의 재교육이라고 생각하고 있다. 골격근은 모두 의지대로 움직이는 것이 원칙이지만 오랜 세월의 생활습관에 의한 자세(앉은 자세, 누운 자세, 기립 자세)에 따라서는 일반적인 동작이 아닌 경우, 예를 들면 기립 자세 등에서는 이것을 습득하기까지 시간이 걸린다는 것을 알아두는 것이 중요하다. 그러나 이 동작을 습득하게 되면 장요근, 복근으로의 의지가 쉽게 전해지게 되어 복근 근력 강화로 연결된다.

④ 복근 근력 강화 체조

종래의 복근 근력 강화는 어느 정도의 속도로, 몇 회 가능한지 등이 스포츠계의 트레이닝으로써 시행되어져 오고 있지만, 질환의 치료로써는 기립 자세, 누운 자세, 앉은 자세에서 생활을 하는 사람에서는 복근 근력이 없는 것이 아니라 뇌의 지령대로 움직이는 것이 가능한지 불가능한지 일 것으로 저자들은 이해하고 있다. 긴 생활환경에서 의식적으로 복근을 움직이는 것 같은 동작은 거의 없다는 점에서 뇌에 그 소프트웨어가 있어도 사용할 수가 없게 되어 있으므로 이것을 재생시키기 위한 체조(근육의 재교육 : 뇌의 재교육)라고 생각하고 있다. 따라서 골반기울기 운동(pelvic tilting exercise)이 가능해진 상태에서 그림 II-48에 보이듯이 앙와위 · 슬관절 굴곡상태에서 양손을 대퇴 전면에 두고 자신의 배꼽을 보듯이 가볍게 상반신을 일으키는 동작을 하면서 스스로 복근이 충분히 단단해져가고 있는 것을 확인한다. 이것을 기준으로해서 1분간 지속할 수 있도록 매일 조금씩 운동한다. 이 경우 호흡을 멈추지 않고 천천히 호흡하는 것이 중요하다.

이와 같은 동작에 의해 스스로 자신의 복근 수축을 제어할 수 있게 되면 기립 자세에서도, 걷고 있어도, 누운 자세에서도, 앉은 자세에서도 할 수 있게 된다. 이것에 의해 복근 · 배부근이 자연스럽게 움직이게 되어 자신의 자세 제어도 쉬워진다. 실제로는 3주 이상 이 체조를 계속하는 것이 필요하다고 생각하고 있다.

⑤ 배부근 근력 강화 체조

일반적으로 배부근 근력은 복근 근력에 대해서 우위이지만, 중 · 고령자의 요통에있어서, 앞에서 기술한 바와 같이 요추의 전만이 심하고 배근, 장요근의 구축을 보이는 증례, 예를 들면 척주전만증(swayback) 증례, 골다공증으로 척주후만증(kyphosis)을 나타내는 증례에서는 상기의 요통 증례로 관점을 바꿀 필요가 있다.

척주전만증이 발생하는 메커니즘은 기립 자세를 유지할 때 배근의 취약화에 의해 원배를 형성하는데, 초기에는 장요근의 작용에 의해 골반이 전방으로 기울어져 요추의 전만이 유지되고 있지만 근육의 취약화에 의해 골반의 전방기울기가 어려워짐에 따라 골반은 수평상태를 취하게 되기 때문에 점차 원배가 흉추부에서 흉요추 이행부로 옮겨져 후만이 발생하고 척주전만증 자세를 형성하게 되어 제2, 3요추에 압박 골절이 일어나게 된다고 생각한다. 이러한 경향을 나타내는 증례에 대해서는 미리 적극적으로 배근 근력 강화 체조를 하도록 지도할 필요가 있다(그림 II-49).

• 흉추부의 배근 근력 강화 체조

흉추부의 후만을 가능한 한 피하기 위한 체조를 지도한다. 즉, 견갑골을 최대한 척주

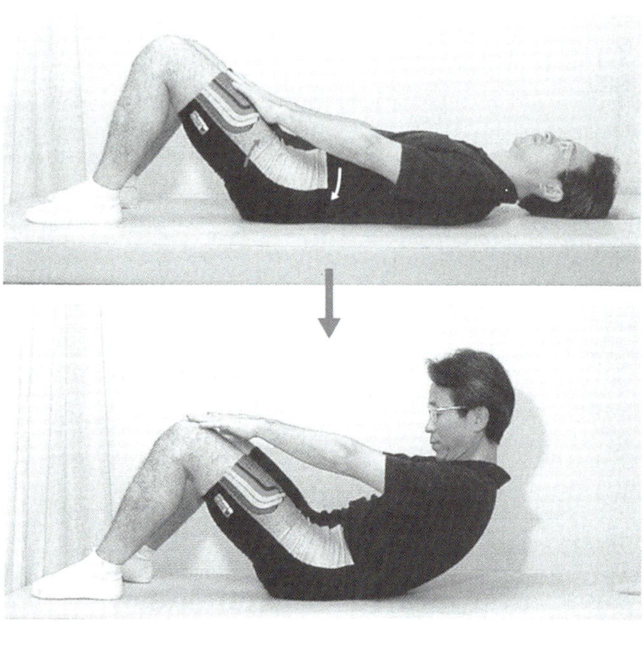

그림 II-48 **복근 근력 강화 : 배꼽 보기**
앙와위 · 슬관절 굴곡상태에서 골반기울기 운동을 하여 양손을 대퇴 전면에 두면서 자신의 배꼽을 보듯이 가볍게 상반신을 일으키는 동작을 함으로써 스스로 복근이 충분히 단단해져가고 있는 것을 확인한다. 이 동작을 10초×3, 4회를 1일 2회 기준으로 하여 1분간 지속적으로 할 수 있도록 매일 조금씩 운동한다. 이 경우 호흡을 멈추지 말고 천천히 호흡한다.

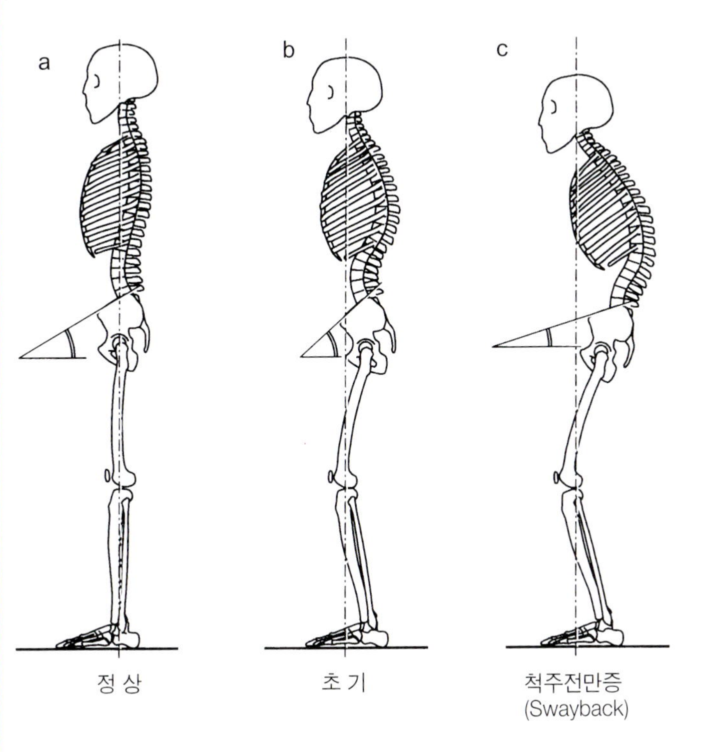

그림 II-49 골반의 전방기울기에 의한 척주의 변형
정상인은 복근, 배부근의 균형이 좋고, 골반의 기울기는 거의 30°로 유지되어 머리부터의 하중선은 하지의 축을 통과하고 있다. 초기에는 노화에 의한 복근 근력의 약화에 의해 배부근이 우세하게 되어 기립 자세를 유지하기 위해 골반을 앞으로 기울이고(장요근의 수축 · 구축과 배부근의 기능에 의해), 요추는 전만이 증가하며 보상적으로 흉추는 후만이 증가하여 두경부는 전방기울기 균형을 잡기 위해 고관절, 슬관절은 굴곡상태를 취한다. 노화가 진행되면 배부근의 기능도 저하되기 때문에 기립 자세 균형을 잡기 위해 골반을 후방으로 기울인 자세를 취한다.

중앙부에 모으는 것 같은 능형근, 견갑거근의 근력 강화(어깨결림 예방 체조)를 도모하는 체조를 지도한다. 이것에 의해 상부 흉추의 척추주위근의 근력 강화로 연결되어 머리를 포함한 견갑대(십수 킬로그램)의 전방굴곡 자세를 교정함으로써 후만 자세의 교정이 기능해져 척주의 균형 개선에 도움이 된다(그림 II-50).

• 흉요추부의 배근 근력 강화 체조

네발로 기는 자세, 복와위 자세를 취해 좌 · 우 상지를 교대로 들어올려 배부근에 힘이 들어가는 감각을 의식하면서 6~7초 그 자세를 유지하는 것을 3~5회 반복한다. 또한 가능하면 올리는 상지와 반대쪽의 하지를 동시에 거상한다. 이 때 요추부가 휘지 않도록 한다. 또한 과도한 횟수를 시행하지 않고 근육에 충분하고 확실하게 힘이 들어가는 것을 체득하는 것이 중요하다. 매일 계속하는 것이 요령이다(그림 II-51).[23)]

(5) 족부통

「발의 아치와 근육」의 구조

족부 통증 범위는 족관절, 족부, 족지부로 넓지만 여기에서는 근육과의 관계, 특히 이 · 다관절근과 관계가 깊은 발의 아치의 장애로부터 오는 편평족, 종골극에 대해 기

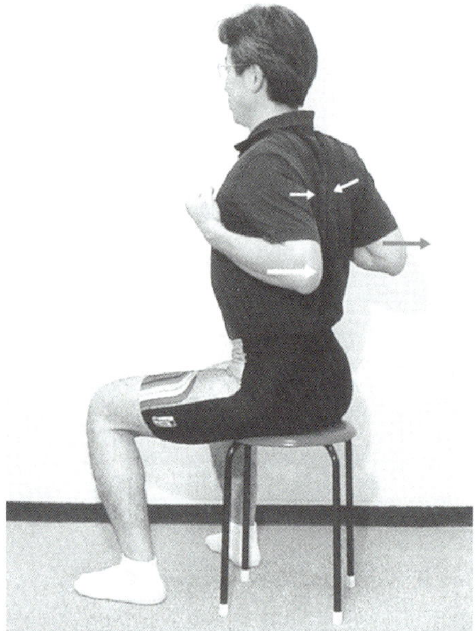

그림 II-50 **능형근 · 견갑거근의 근력 강화**
의자에 앉아 양 팔꿈치를 충분히 굴곡하여 견갑골을 충분히 모으듯이 팔꿈치를 후방으로 올린다(견갑거근 · 능형근의 최대 수축과 전거근의 수동적 스트레칭). 이 동작을 10초×3, 4회, 2회/일, 매일 계속한다.

술한다.

편평족은 정확하게 정의내리기는 어렵지만 일반적으로는 발의 종족궁 저하를 나타내는 것으로, 여기에서는 일상적으로 볼 수 있는 정역학적 편평족(static flatfoot)에 대해서 발의 아치를 구성하는 이 · 다관절근의 기능을 높이는 관점에서 치료를 시도하고 있으므로 그 생각을 소개한다. 이미 기초편에서 서술한 바와 같이 발의 아치받침(arch support)을 구성하는 근육군(후경골근 · 단지굴근 등)은 거의 다관절근이며, 인간의 동적인 움직임에 대응하여 그 기능을 발휘하고 있다. 그러나 수십 킬로그램의 체중을 계속 지지하는 것은 곤란하고 또한 발을 구성하는 소관절을 고정하는 일관절근은 적어, 장시간의 기립자세 작업이나 노화에 의한 근육의 위축은 족저의 아치를 유지하는 기구의 장애 · 이상을 초래하는 것을 쉽게 이해할 수 있다. 이러한 병태에 대해서 아치받침이 처방되고 있다.

◎ 「족부통」의 예방

저자들은 족저 아치를 관찰함에 있어서, 아침 기상 시의 아치가 낮 동안의 아치에 비해 매우 잘 회복되어 있는 것을 보여, 낮 동안에 발의 아치를 구성하고 있는 다관절근인 후경골근 · 단지굴근의 근긴장도를 회복시키기 위해 메디컬 스트레칭을 지도하고 있다(「발의 기초편」 기재).

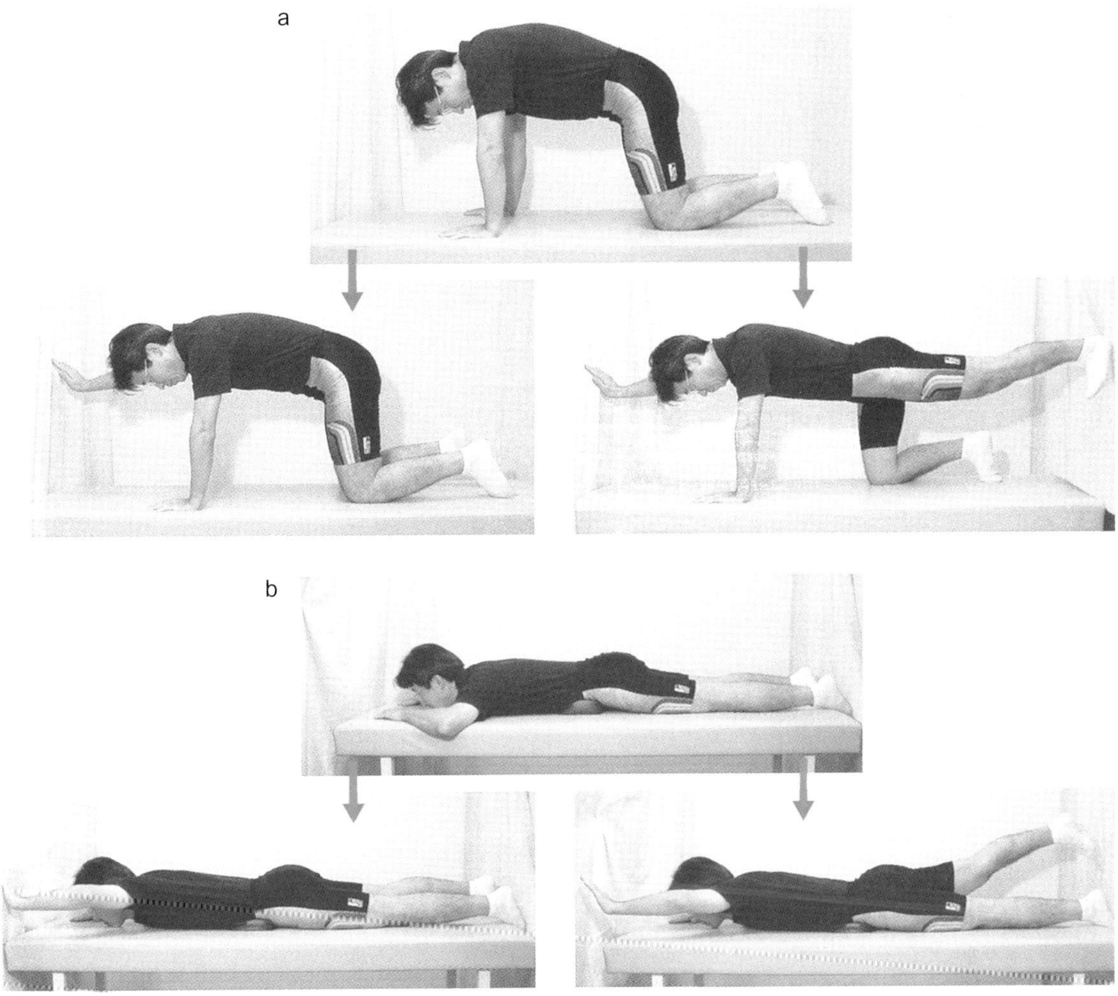

그림 II−51 **배부근 근력 강화**[23)]
네 발로 기는 자세, 복와위 자세를 취해 좌 · 우 상지를 교대로 들어올려 배근에 힘이 들어가는 감각을 의식하면서 6~7초 그 자세를 유지하여 3~5회 반복한다. 또한 가능하면 올리는 상시와 빈대쪽의 하지를 동시에 올린다. 이 때 요추부가 휘지 않도록 한다. 또한 과도한 횟수로 시행하지 않도록 하고 근육에 충분하고 확실하게 힘이 들어가는 것을 체득하여 매일 계속한다.

스트레칭법(메디컬 스트레칭)

스트레칭법은 족관절 저굴 자세를 취하게 하면서(후경골근 · 단지굴근을 이완시키는 자세), 제2~5족지를 중족지관절에서 배굴상태를 유지함에 따라(30초×2~3회) 후경골근 · 단지굴근이 스트레칭되어 발의 아치가 회복되는 것을 관찰하고 있다. 또한 이 스트레칭에 의해 족저건막이 붙는 종골의 통증이 감소되는 것도 보이고 있다(그림 II-52).

따라서 아치받침 처방 시에는 충분히 메니컬 스트레칭을 실시한 후에 본뜨기를 실시하고 있다. 이것에 의해 교정된 발의 아치를 재생시킨 아치받침을 제작할 수 있다고 생각하고 있다.

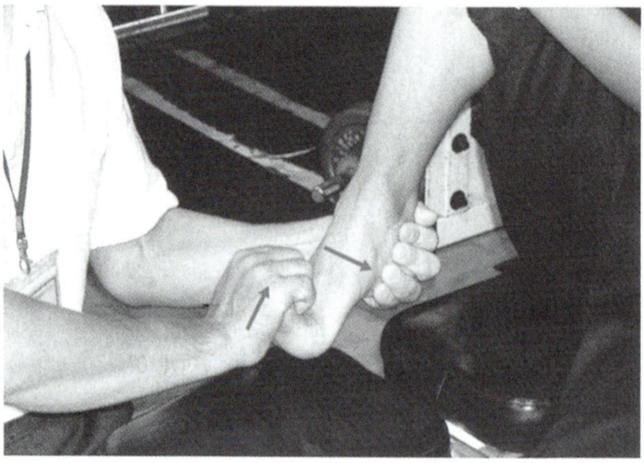

그림 II-52 족저 아치 형성의 스트레칭[24)]
족관절 저굴 자세를 취하게 하면서(후경골근 · 단지굴근을 이완시키는 자세), 제2~5족지를 중족지관절에서 배굴 자세를 수동적으로 유지한다(30초×2~3회). 이 동작에 의해 발의 아치가 회복하는 것을 관찰할 수 있다.

근육의 재교육

운동 처방에 관해서는 매일 의자에 앉는 자세, 족관절 저굴상태로 족지를 중족지관절에서 배굴상태를 유지하는 체조를 매일 수시로 30초×2~3회를 실시하도록 지도하고 있다. 이 체조에 의해 족저근군의 근육 활동 재교육을 용이하게 할 수 있다고 생각하고 있다. 또한 환자에 대해서는 근육 활동 향상을 위해서는 적어도 3주 이상은 반복하여 실시하는 것이 바람직하다고 설명하고 있다.

3) 정리 – 질병 예방 · 개선 : 건강 체조의 실제 (운동기관의 생활습관병 예방을 위해)

우리가 경험하는 어깨결림 · 견관절 주위염, 슬부통, 요통 등은 운동기관의 생활습관병이라고 생각한다. 일상생활 중에서 자신의 신체를 생각한 대로 움직이고 있는데, 우리는 지상에서 살고 있으므로 항상 체중의 몇 배의 부하를 받고 있는 운동기관(상지, 하지, 척주)은 오랜 세월의 생활습관(일상적인 행동)에 의해 부지불식간에 일, 작업 자세 등 또한 노화에 의한 변화가 더해져 몇 십 년 사이에 이상이 나타나는 것으로 생각된다. 이른바 생활습관병인 심질환, 고혈압증, 당뇨병, 소화기질환과 같이 생각하면 이해하기 쉽다.

지상에 태어나 아장아장 걷기 시작하여 성인이 되고 사회에서 활동하는 과정에서 발달한 뇌 덕분에 날마다 아무런 의식을 하지 않고 신체를 움직일 수가 있게 되었다. 이것은 매우 효율적으로 에너지를 소비하는 시스템(검약유전자)이 완성되어 있어 50kg의 신체는 매우 정확하게 균형적, 효율적으로 움직이는 근육에 의해 필요한 부위만이 움직이고 있다. 이것은 그다지 사용하지 않는 뼈 · 관절, 근육은 위축하게 되지만, 일어서고, 걷고, 움직일 수가 있는 한 이것을 깨닫지 못하고 지나버린다. 그러나 X선 검사에서 뼈 · 관절에 그 소견이 보이는 것은 50kg이 넘는 부하가 뼈 · 관절에 항상 오랜 세월 걸려 있던 것을 생각하면 이것은 자연스러운 경과이다.

그러나 뼈 · 관절의 변화도 근육의 균형좋은 작용에 의해 질병을 예방할 수가 있다. 질병의 치료로써 약해진 근력의 강화와 관절의 움직임을 원활히 함에 따라 쾌적한 신체의 움직임도 회복시키는 것이 가능하다.

이와 같이 생각하면 평소부터 신체를 잘 움직이는 것, 다양한 동작 시에 아장아장 걷는 것을 떠올려 근육을 의식하며 움직이는 것(근육의 재교육 → 뇌의 재교육)이 근육의 위축을 막고 근육의 유연성을 높인다. 하루 얼마 되는 않는 시간, 평상 시 사용하지 않는 근육을 의식하여 움직이는 것을 계속함으로써 근력의 향상이 가능하고 스트레칭에 의해 관절의 관절운동범위의 개선을 기대할 수 있다.

생활습관병의 대표적인 요통에 대해 생각해 보면 잘못된 생활습관에 의해 요통에 걸리기 쉬운 자세〔배부근(척주기립근), 장요근, 하지 근육의 구축〕가 되었다고 이해하고 이것을 올바른 자세로 하기 위한 근육의 재교육(근육의 이완과 수축)을 함으로써 요통이 없는 자세를 구축하는 것이 필요하다.

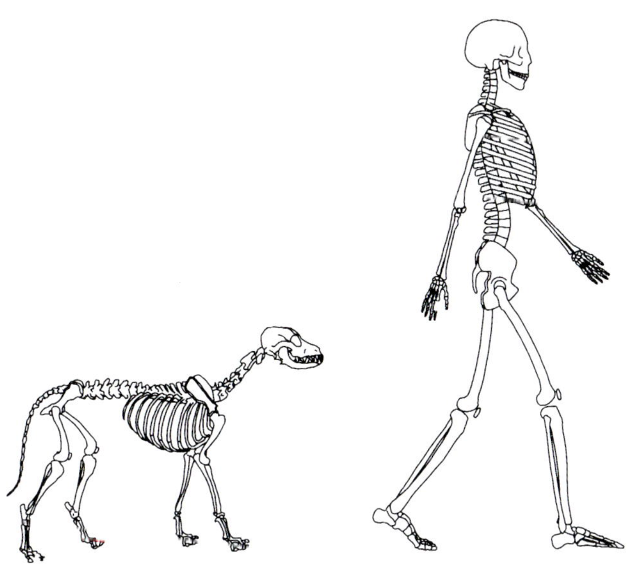

그림 II-53 사족보행과 이족보행의 골격 모델

단지 통증이 있는 국소에만 관심을 두지 말고 좋은 자세로 되돌림에 따라 근육의 작용이 바뀐다는 것을 강조한다. 운동기관의 질환 중에서 신체를 지탱하는 뼈 · 관절의 이상뿐만 아니라 근육의 작용에도 관심을 갖고 이해함으로써 좋은 생활습관으로 되돌리는 것도 중요하다.

인간은 사족보행에서 이족보행으로 이행해 왔다. 때문에 신체 골격을 지탱하기 위해서 매우 뛰어난 근육 기능을 발달시켜 50kg이 넘는 신체를 효율적(에너지 절약)으로 움직이는 기능을 몸에 익혔다. 이것은 신체에 부가되는 중력을 어떻게 제어할지에 대한 시스템이다. 그러나 우리들은 일상생활에서는 이것을 의식하지 않고 생활하고 있다.

운동기관질환과 관련하여, 우리들은 근육의 기능을 제어하고 있는 뇌기능에 관심을 가질 필요가 있다. 일상의 생활습관(자세, 움직임)은 모두 중력과 떼어서 생각할 수 없기 때문이다. 특히 노화에 의한 운동기관질환은 생활습관에 의해 본인이 의식하지 않고 경과하여 어느 시기에 증상으로써 발생한다고 생각된다. 그 질환에 밀접하게 관계하는 근육의 작용에 관하여 관찰하는 과정에서 주동작근의 구축, 이 근육에 대한 길항근의 작용을 충분히 이해하는 것이 진단 · 치료의 어떤 힌트가 된다고 생각한다. 질환이 발생한 원인의 하나로 그 사람의 오랜 생활습관이 있어 뼈 · 관절을 자유롭게 움직이는 소프트웨어(뇌, 신경, 근육)에 관심을 가지는 것이 중요하다.

참 고 문 헌

❀기초편

총론

1） 長松英一：関節運動ヨリミタル筋学，第6章：一関節性筋と多関節性筋，pp122-128，金原書店，1936.
2） 丹羽滋郎，高柳富士丸，宮川博文：変形性膝関節症の伸展制限に対するストレッチング，臨床スポーツ医 22(6)：657-662, 2005.
3） Platzer W.：長島聖司訳分冊解剖学アトラス，運動器I，第5版，文光堂，2004.
4） J. H.Warfel著：矢谷令子，小川恵子訳：図説筋の機能解剖，医学書院，2003.
5） 小林義雄，竹内伸也：ストレッチング，講談社スポーツシリーズ，講談社，1982.
6） Bob, Anderson著，堀居昭訳：ボブ・アンダーソンのストレッチング，ブックハウスエィチデイ，1995.
7） 山下敏彦，石井清一，片平弦一郎，太田　勲：ストレッチングの神経生理学的メカニズム—特に神経筋伝達機能について，運動・物理療法 10(4)：375-381, 1999.
8） 栗山節郎，山田保：ストレッチングの実際，南江堂，1997.
9） 丹羽滋郎，高柳富士丸，宮川博文：腸腰筋ストレッチングと腰痛予防．関節外科 25(6)：46-51，2006.
10） 斉藤　剛，保野孝弘，宮地元彦：大脳皮質・自律神経系活動および全身循環への影響．運動・物理療法 12(1)：2-9，2001.
11） 鈴木秀治：ストレッチング運動における神経筋機構．運動・物理療法 10(4)：368-374, 1999.
12） 寺山和雄：ストレッチングの基本原則．http：//www2.ocn. ne. jp/~orthopub/，2005.
13） 柳沢　健：PNFの概要・定義・治療原理，1-2，PNFマニュアル（柳沢　健，乾　公美編），南江堂，2002.
14） 高柳清美，松川寛三：スタンダード生理学，運動系 pp289-291文光堂，2003.
15） 福永哲夫編：筋の科学辞典，腱の構造と機能，pp65-66，C. N. Maganaris，村松憲訳，朝倉書店，2003.
16） Fukunaga T, Ichinose Y, Ito M, Kawakami Y. and Fukashiro S.：Determination of fascicle length and pennation in a contracting human muscle in vivo. J. Appl. Pysiol. 82 (1)：354-358, 1997.
17） 山本隆博，高柳富士丸，宮川博文，西尾敏美，丹羽滋郎：足底の2～多関節筋に対するストレッチングによる筋の生理学的活性作用について，靴の医学 19(2)：85-89，2005.
18） 稲見崇孝，宮川博文，高柳富士丸，丹羽滋郎：ストレッチング方法の違いが筋出力に及ぼす影響，中京大学体育学論叢48(3)：3-8，2007.
19） 丹羽滋郎：骨・関節をみて筋をみず．整形外科 55：6，2004.

견갑대 · 견관절

20） Rene Calliet著，荻島秀男訳著：図説運動器の機能解剖：肩の機能解剖，医歯薬出版，2000.
21） 加藤征治，三浦真弘：おもしろ解剖学読本，改訂4版，pp94-95，金芳堂，2004.
22） 丹羽滋郎，斉藤博之，高柳富士丸，宮川博文：筋の再教育—中高年の健康づくりの鍵．Sportsmedicine 74：21-24，2005.
23） 丹羽滋郎：筋の再教育を促すエクサザイズ—その発見とエクササイズの実際について，Sportsmedicine 76：6-10，2005.

24) 鳥巣岳彦，国分正一，総編集，中村利孝，松野丈夫，内田純正 編集：標準整形外科，pp375-376，医学書院，第9版，2005.

25) 中村隆一，斉藤　宏，長崎　浩：基礎運動学，上肢帯と上肢の運動，pp213-215, 医歯薬出版，2003.

주관절

26) W. Platzer（長島聖司訳）：分冊解剖学アトラス，運動器I，第5版，pp160-167，文光堂，2004.

27) 鳥巣岳彦，国分正一，総編集，中村利孝，松野丈夫，内田純正 編集：標準整形外科，第9版，p388，医学書院，2005.

28) 日本整形外科学会診療ガイドライン委員会，上腕骨外側上顆炎ガイドライン策定委員会編集：上腕骨外側上顆炎診療ガイドライン，第4章，pp29-39，南光堂，2006.

수관절 · 수지

29) 標準整形外科，鳥巣岳彦，国分正一，総編集，中村利孝，松野丈夫，内田純正 編集：第9版，pp421-422，医学書院，2005

30) W. Platzer（長島聖司訳）：分冊解剖学アトラス，運動器I，第5版，pp176-177，文光堂，2004.

요통

31) David P Evans：Backache Its Evolution and Conservative Treatment, MTP Press 1989

32) Platzer W.（長島聖司訳）：分冊解剖学アトラス，運動器I，第5版，234-235，文光堂，2004.

33) Kahle W.（長島聖司，岩堀修明訳）：分冊解剖学アトラス，神経系と感覚器III，pp88-89，第5版，文光堂，2004.

34) Kapandji I.A，荻島秀男監訳，嶋田智明訳：カパンディ関節生理学：体幹，脊柱，pp88-89，医歯薬出版，1997.

35) Kapandji I.A，荻島秀男監訳，嶋田智明訳：カパンディ関節生理学：下肢，pp60-61，医歯薬出版，1997.

36) 加藤征治，三浦真弘：おもしろ解剖学読本，背部の形態学的特徴―背中はどこか，改訂4版，pp98-99，金芳堂，2004.

37) Kapandji I.A，荻島秀男監訳，嶋田智明訳：カパンディ関節生理学：体幹，脊柱，pp84-85，医歯薬出版，1997.

38) Kapandji I.A，荻島秀男監訳，嶋田智明訳：カパンディ関節生理学：体幹，脊柱，pp88-89，医歯薬出版，1997.

39) Kapandji I.A，荻島秀男監訳，嶋田智明訳：カパンディ関節生理学：体幹，脊柱，pp86-87，医歯薬出版，1997.

40) 丹羽滋郎：胡座（あぐら）：腸腰筋の不思議．整形外科看護 10(6)：70-72，2005.

41) 丹羽滋郎，高柳富士丸，宮川博文：腸腰筋ストレッチングと腰痛予防．関節外科 25(6)：46-51，2006.

42) Rene Cailliet著，荻島秀男訳著：図説運動器の機能解剖，第3章頚椎，pp70-72，医歯薬出版，2000.

43) 高橋由美：中高年のための疾病予防（健康づくり）のための運動の実際，丹羽滋郎，野口昌良監修，腰痛疾患，腰痛の運動指導，pp48-54，全日本病院出版会，2005.

44) 七川寛次監訳：腰痛その治療と予防法，ロバート・L・スウィージー，アネット・M・スウィージー，TBSブリタニカ，pp200-201, 1996

고관절

45) 澤井一彦, 山崎節正, 丹羽滋郎：変形性股関節症, 筋解離術, 図説整形外科診断治療講座16, pp78-8, メジカルビュー社, 1990.
46) David P. Evans：Backache, Its Evolution and Conservative Treatment, 4, 31-49, MTP Press Limited International Medical Publishers, 1982
47) Kapandji I.A, 荻島秀男監訳, 嶋田智明訳：カパンディ関節生理学：下肢, p46, p144, 医歯薬出版, 1997.
48) Platzer W.(長島聖司訳)：分冊解剖学アトラス, 運動器I, 第5版, pp236-239, 文光堂, 2004.
49) Kapandji I.A, 荻島秀男監訳, 嶋田智明訳：カパンディ関節生理学：下肢, pp64-65, 医歯薬出版, 1997.

슬관절

50) Platzer W.(長島聖司訳)：分冊解剖学アトラス, 第5版, 運動器I, pp248-253, 文光堂, 2004.
51) Platzer W.(長島聖司訳)：分冊解剖学アトラス, 第5版, 運動器I, pp240-247, 文光堂, 2004.
52) Platzer W.(長島聖司訳)：分冊解剖学アトラス, 第5版, 運動器I, pp262-265, 文光堂, 2004.
53) 黒澤　尚：変形性膝関節症に対する大腿四頭筋訓練—外来初診患者の2年以上, 最長7年間の経過. 臨床スポーツ医学 22(6)：663-671, 2005.
54) 長松英一：関節運動ヨリミタル筋学, 第6章：一関節性筋と多関節性筋, pp124-125, 金原書店, 1936.
55) 丹羽滋郎, 高柳富士丸, 宮川博文：変形性膝関節症の伸展制限に対するストレッチング. 臨床スポーツ医学 22(6)：657-662, 2006.
56) Kapandji I.A, 荻島秀男監訳, 嶋田智明訳：カパンディ関節生理学：下肢, pp52-53, 医歯薬出版, 1997.
57) 古賀良生：変形膝関節症21年間の疫学研究から, Sportsmedicine 78, pp6-12, ブックハウス・エィチデイ, 2006.
58) 長松英一：関節運動ヨリミタル筋学, 第2節膝関節の諸運動, 第2項, 膝関節の回旋運動, pp393-398, 金原書店, 東京, 1936.
59) 丹羽滋郎, 高柳富士丸, 宮川博文, 三原いずみ, 白澤直人, 中野紀夫, 岩川幹生, 佐藤康仁：乗馬型他動訓練機の訓練による膝痛の改善効果, O-脚改善効果について, 第61回日本体力医学会, 神戸. 2006.

족관절 · 족지

60) Kapandji I.A, 荻島秀男監訳, 嶋田智明訳：カパンディ関節生理学：下肢, pp222-227, 医歯薬出版, 1997.
61) John H. Warfel著, 矢谷令子, 小川恵子訳：図説 筋の機能解剖(第4版), 医学書院, 2003.
62) Platzer W.(長島聖司訳)：分冊解剖学アトラス, 運動器I, 第5版, pp270-275, 文光堂, 2004.
63) 井口　傑：足の足クリニック, 第IV章, 足の治療, 5足底板, pp83-87, 南江堂, 2004.
64) 山本隆博, 高柳富士丸, 宮川博文, 西尾敏美, 丹羽滋郎：足底の2～多関節筋に対するストレッチングによる筋の生理学的活性作用について. 靴の医学 19(2)：85-89, 2005.

건강 증진에 대한 이관절근 · 다관절근의 중요성

1) 池谷裕二：進化しすぎた脳，講談社，2007.

2) 片山茂裕，和田　功：日医雑誌 124(3)：397-406，2000.

3) Manu V. Chakravarthy, Frank W. Booth：HOT TOPICS/Exercise/前島伸一郎，前島悦子監訳：エクササイズ，第Ⅰ部運動不足による影響，pp3-23，エルゼルビアジャパン，2004.

4) 高柳清美，松川寛三：エクササイズ，第13章 運動系．スタンダード生理学(二宮石雄他編)，p302，文光堂，2003.

5) 長松英一：関節運動ヨリミタル筋学，第6章 一関節筋と多関節筋，pp122-128，金原書店，1936.

6) 丹羽滋郎，斉藤博之，高柳富士丸，宮川博文：Sportsmedecine 74：21-24，2005.

7) 宮川博文，高柳富士丸，矢沢浩成，中田正敏，丹羽滋郎：中高齢者の歩行能力に影響に与える体力因子の検討．第7回日本体力医学会東海地方会(名古屋)，2003.

8) 稲見崇孝，高柳富士丸，宮川博文：中高齢者の下肢筋力増強訓練に関する研究．愛知医科大学雑誌 35：39-48,2007.

9) Rene Cailliett著，荻島秀男訳著：運動器の機能解剖，肩関節の機能解剖，臼蓋上腕関節の動的運動，pp125-127，医歯薬出版，2000.

10) 丹羽滋郎，他：人工膝関節置換術後の成績評価について．中部整災誌 19(5)：930-931，1976.

11) 長松英一：関節運動ヨリミタル筋学，膝関節，第21章，pp393-397，金原書店，1935.

12) 稲見崇孝，高柳富士丸，宮川博文，丹羽滋郎：ストレッチング法の違いが筋出力に及ぼす影響．第61回日本体力医学会大会発表，2006.

13) 稲見崇孝，高柳富士丸，宮川博文：中高齢者の下肢筋力増強訓練に関する研究．愛知医科大学雑誌 35(1)：39-48，2007.

14) 宮川博文，稲見崇孝，高柳富士丸，丹羽滋郎：膝教室における大腿四頭筋機能訓練法．第19回日本運動器リハビリテーション学会発表，2007.

15) 厚生省大臣官房統計情報部保健社会統計課保健統計室監修：日本の疾病別総患者数データーブック，厚生統計協会，1995.

16) David P. Evans：Backache, Its Evolution and Conservative Treatment. the Anatomy of Pooture MTP press ltd. London, 1982.

17) Rene Calliet著，荻島秀男訳著：図説 運動器の機能解剖，医歯薬出版，2000.

18) Mehrsheed Sinaki：Osteoporosis and Exercise. Oteoporosis Japan 9(2)：35(177)-44(186)，2001.

19) 杉本友広：中高年女性の脊椎姿勢の変化に関する研究．愛知医科大学医学会雑誌 25：231-246, 1997.

20) Kapandji IA，荻島秀男監訳，嶋田智明訳：カパンディ関節の生理学：下肢，股関節，筋活動の逆転，pp60-61，医歯薬出版，1997.

21) 丹羽滋郎：胡座(あぐら)：腸腰筋の不思議．整形外科看護 10(6)：70-72，2005.

22) 丹羽滋郎，高柳富士丸，宮川博文：腸腰筋ストレッチングと腰痛予防．関節外科 25(6)：46-51，2006.

23) 高橋由美：中高年のための疾病予防(健康づくり)のための運動の実際，丹羽滋郎，野口昌良監修，腰痛疾患，腰痛の運動指導，pp48-54．全日本病院出版会，2005.

24) 山本隆博，高柳富士丸，宮本博文，西尾敏美，丹羽滋郎：足底の2～多関節筋に対するストレッチングによる筋の生理的活性作用について．靴の医学 19(2)：85-89，2005.

INDEX

–한글찾아보기

–영문찾아보기

한글찾아보기

ㅁ

ㅂ

ㅅ

ㅇ

ㅈ

ㅊ

ㅌ, ㅍ

ㅎ

영문찾아보기

a, b, c, d, e

f, g, h, i, k

l, n, o, p, r

s, t, w